精准医疗

陈枢青 著

天津出版传媒集团

天津科学技术出版社

图书在版编目（CIP）数据

精准医疗 / 陈枢青著. -- 天津 ： 天津科
学技术出版社， 2016.7
ISBN 978-7-5576-1456-0

Ⅰ．①精… Ⅱ．①陈… Ⅲ．①临床医学－研究
Ⅳ．① R4

中国版本图书馆 CIP 数据核字（2016）第 163388 号

责任编辑：张建锋
责任印制：兰　毅

天津出版传媒集团

天津科学技术出版社

出版人：蔡　颢
天津市西康路 35 号　邮编：300051
电话：（022）23332402（编辑室）
网址：www.tjkjcbs.com.cn
新华书店经销
北京彩和坊印刷有限公司印刷

开本：　710×1000　1/16　印张：10　字数：240 000
2023 年 3 月第 1 版第 1 次印刷
定价：45.00 元

前 言

　　随着时代的发展、医疗行业的变革，业内人士预计我们不久就会进入精准医疗时代，2015 年被称为精准医疗的元年，精准医疗已经被人们提高到前所未有的高度。

　　随着精准医疗概念的提出，一系列精准的名词随之诞生，比如精准经营、精准制药、精准理念、精准人生、精准扶贫等，虽然如此，人们其实对精准医疗的概念理解得还是不那么精准的。所谓精准医疗，其实它是分子生物学、医学、人类科技等多方面发展的结果，是基因测序技术成本大幅下降的结果，是向传统医疗模式挑战的结果，是人类为了追求最大限度的健康的结果。迈向精准医疗是医学的最终目的，为此本书分九章向你介绍什么是精准医疗。

　　精准医疗说到底是在认识生命本质的基础上提出来的，人类对生命本质的认识，已经从细胞水平深入到了分子水平，尤其是基因水平上的认识，直接触及到了生命密码。基因的实质是什么？它如何左右生命的起源和生命的进化，如何左右人的生老病死？为此本书的第一章重点介绍基因的基本概念及其对生命本质的决定性作用。

　　生命的进化、生命的衰竭、生命的疾病等几乎都和基因有着紧密的联系，基因致病已成为国际医学界的公认事实，为此本书第二章重点介绍基因是导致疾病的根源，并配合具体的病例加以说明。

　　源于对生命本质和基因致病理论认识的不断加深，伴随着基因测序水平的提高，精准医疗的概念的提出水到渠成，为此本书第三章重点介绍精准医疗的由来、特点及中外精准医疗的特点。

　　精准医疗的前提是基因测序，它为基因诊断提供了基础，也为基因治疗提供了必要的保障和参考，因此本书第四、五、六章分别从基因测序、基因诊断和基因治疗三个方面，重点论述精准医疗在现代医学中的作用，让人们以从宏观到微观的角度了解和认识精准医疗，知道为什么精准医疗是未来医学发展的方向。

精准医疗带来医学行业的飞速发展，精准医疗不仅仅是卫生部门的事情，更是全民关注的重点，为此在精准医疗的新背景下，我们每个人应该为未来的精准医疗做些什么？精准医疗又会对社会经济的发展、引领产业发展等起到什么作用？为此第七、八章重点围绕着个人、社会等方面展开，从另外一个角度展示精准医疗的重大作用。

精准医疗已经步入发展的快车道，未来的精准医疗会如何发展？未来的精准医疗受到哪些因素的制约？精准医疗究竟精准到何种程度？未来需要展望，前途更加辉煌。为此本书的最后一章就精准医疗的未来进行了粗略的规划与展望。

如果你不了解精准医疗就读读这本书，它用通俗的语言，为你细致地讲解。如果你想了解精准医疗更多实用的知识，请关注这本书，它将国际、国内有关疾病最先进的精准医疗方法介绍给你，为你和家人的健康送去一份关爱。

本书在编写的过程中，得到专业学者、医生、医院的鼎力相助，在此表示由衷的感谢。但是由于专业水平有限，可能某些观点理解得不深刻、某些病症论述得不到位，敬请专家指正。

著 者

2016 年 7 月

目 录

第六章　精准医疗的关键：精确靶向治疗

第七章　个人精准医疗准备：做好数据保存

第八章　精准医疗推动多产业的发展

第九章　精准医疗的未来：医疗更精准

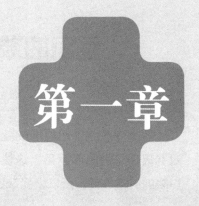

第一章

基因基本常识：认识生命的本质

生命的本质到底是什么？难道就是简单的细胞和蛋白质吗？随着科技的进步，伴随着分子生物学研究的不断深入，人们发现生命是由基因编码的，不同的生命拥有不同的基因序列。物种进化是由基因突变（变异）驱动的，物种传承是由基因复制的高保真性（遗传）决定的。个体生老病死，基因代代相传，变异和遗传决定了地球上不仅有丰富多彩的物种，而且每一个物种还有大量更加繁杂细腻的个体。DNA 分子是基因的载体，基因信息是以 DNA 分子中单核苷酸的排列顺序存在的。大自然在长期的进化过程中，选择了 DNA 作为遗传信息的载体，不仅因为其非常稳定的性质，也因为其容易销毁的特点。DNA 的化学结构本身是稳定的，但是，遇到核酸酶可以瞬间水解成单核苷酸，遗传信息即刻消失，就像绝密文件进入了碎纸机。每一个细胞都有自带的核酸酶，其平时存在于不同的细胞器内。一旦细胞死亡，隔膜融合，DNA 在核酸酶作用下很快水解。大自然造就了这样一种机制，生命活着遵照遗传信息发生发展，一旦死亡启动遗传信息的自毁，一切回归自然。认识精准医疗首先就要认识生命的本质，认识生命的本质就是对基因的认识和研究。

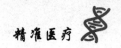
一、基因的发现，精准医疗的起点

高速发展的基因组学成就了精准医疗。精准医疗，从某种程度上说是对基因信息的临床运用，这使得"基因"成了全球热门话题，也成为家喻户晓的时髦名词。所以，要认识精准医疗，我们不得不从基因的发现说起。

（一）孟德尔与遗传因子

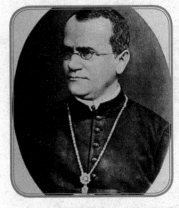

孟德尔

基因是一个名字叫孟德尔（Gregor Johann Mendel）的奥地利人通过豌豆杂交实验发现的。1822年7月20日，孟德尔出生在奥地利西里西亚（现属捷克）海因策道夫村的一个贫寒的农民家庭里，父亲和母亲都是园艺家（外祖父是园艺工人）。孟德尔童年时受园艺学和农学知识的熏陶，对植物的生长和开花非常感兴趣。经过长期思索孟德尔认识到，理解那些使遗传性状代代相传的机制极为重要。

孟德尔以豌豆为材料，从许多种子商那里弄来了34个品种的豌豆，从中挑选出22个品种用于实验。它们都具有某种可以相互区分的稳定性状，例如高茎或矮茎、圆粒或皱粒、灰色种皮或白色种皮等。然后挑选七对相对应的性状，年复一年地进行种植和杂交实验，经过八年反复实验，孟德尔总结出两条定律，即孟德尔第一定律分离律和第二定律自由组合律。孟德尔假设存在着控制遗传性状的因子，双倍体植株的细胞含有成对因子。每对性状因子都有显性因子和隐性

因子之分。显性因子可以独立表现遗传
性状，而隐性因子只有在成对的情况下，
才表现出隐性因子所代表的性状。遗传
因子在形成单倍体生殖细胞时分离，在
受精时随机组合，这一规律被人们称为
分离律。孟德尔第二定律——自由组合
律通过遗传豌豆实验，提出在肯定各对
性状均服从上述分离律的基础上，控制
两对性状的遗传因子在遗传中彼此是独

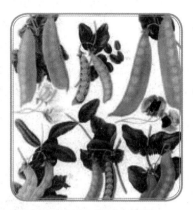

孟德尔豌豆实验示意图

立的。因此，控制两对性状的显性遗传因子和隐性遗传因子，在遗传
中表现出自由组合的特点。

除了豌豆以外，孟德尔还对其他植物做了大量的类似研究，其中
包括玉米、紫罗兰和紫茉莉等，证明了他发现的遗传规律对大多数植
物都是适用的。

孟德尔的遗传定律明确地提出了遗传因子的概念，并且强调控制不同性状的
遗传因子的独立性，彼此间并不"融合"或"稀释"。遗传因子成对存在，只是
在形成单倍体生殖细胞时才分离开来，这些提法为后来人们寻找和确定遗传因子
提供了有益的启示。

（二）基因概念的提出

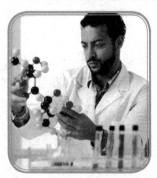

1909 年丹麦学者约翰森（Wilhelm Ludvig
Johannsen）提出了基因这一名词，用它来指任何一
种生物中控制任何性状而其遗传规律又符合孟德尔定
律的遗传因子，并且提出基因型和表现型这样两个术
语，前者是一个生物的基因成分，后者是这些基因所
表现的性状。

从孟德尔 1865 年提出遗传因子后的近一个世纪，
研究基因的学科，如现代的"分子遗传学"和"分子

丹麦科学家约翰森

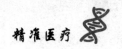

生物学"等，已经逐个对大量基因进行了分离、克隆和表达研究。基因的发现，让 21 世纪成为生物学世纪。理由很简单：对基因的认识推动了许多现在仍无法治疗的常见病、传染病、遗传病的研究工作，有助于研制医治人类各种疾病的新一代基因工程药物，推动了人类器官再生的研究，推动了新兴生物技术产业的蓬勃发展。基因已经成为人类共有的财富，正在逐渐被开发、利用。假如我们一定要为精准医疗找一个起点的话，那么就从基因的发现算起吧！

二、究竟什么是基因

基因是 DNA 分子上含特定遗传信息的核苷酸序列的总称，是遗传物质的最小功能单位。但是，仅仅从定义上我们还无法理解基因和精准医疗究竟是什么关系。

（一）基因释义

基因一词是英语"gene"的音译，是"开始""生育"的意思。它源于印欧语系，后变为拉丁语的 gens（氏族）以及现代英语中 genus（种属）、genius（天才）、genital（生殖）等诸多词汇。

（二）基因概念逐步发展

在孟德尔定律发现之前，人们曾对生物遗传提出了诸多的说法。如普遍流行的融合遗传论就认为双亲的遗传物质在子代中像血液一样混合，被稀释且不能分开，但孟德尔的实验结果则相反，现代隐性基因并不在杂交子一代中消失，它所决定的性状还能在子二代中出现。据此孟德尔提出了"遗传颗粒"学说。20世纪初，孟德尔理论在许多动、植物中得到了进一步的验证。最有代表性的是

1910 年美国科学家摩尔根（Thomas Hunt Morgan）发现果蝇的白眼性状的伴性遗传现象，即白眼性状始终在雄性果蝇中出现，第一次把一个特定的基因定位于一条特定的染色体（决定性别的性染色体）上，使遗传学和细胞学终于殊途同归。有人曾对此做

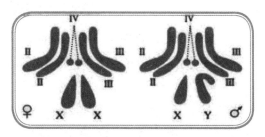

雌雄果蝇细胞染色体图解

了一个形象的比喻：若将孟德尔学说比作从生物雄壮的交响乐中分解出的七个音符，那么摩尔根的染色体遗传理论则不仅证实了六弦琴上六根琴弦的存在，而且证明了这七个音符就是从这只六弦琴上发出来的。关于摩尔根我们会在后面详细论述。

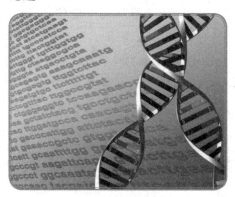

基因排序动画演示

孟德尔学说和摩尔根的基因论都把基因看作一个界限分明的独立遗传单位，甚至到 20 世纪 50 年代初人们在对基因的化学本质（核酸）及 DNA 双螺旋结构有了明确认识后，仍然认为基因是不可分的基本遗传单位，如同当初人们认为分子是物质的基本粒子一样。这种观念直到 1957 年才得到纠正。

著名遗传学家本泽尔（Seymour Benzer）在经过 10 年艰苦工作，取得了三大发现后提出了全新的基因概念，于是彻底打破了经典基因不可分的观念。他认为：作为基因的单位，可以精确到单核苷酸或碱基水平，称为突变子；作为交换单位，同突变单位一样，仍以单核苷酸为基本单位，称为互换子；作为功能单位，基因也是可分的。

本泽尔的贡献不仅在于提出了全新的基因概念，而且把"基因"作为一种概念引入到遗传学实验中来了。本泽尔把突变子或互换子像绘制染色体图一样排列在基因图谱上，这不仅是遗传学上一次从宏观到微观的飞跃，也是实现精准医疗的一个跨越，因为很多疾病的检测离不开基因图谱。

1969 年，夏皮罗（J·Shapiro）等人从大肠杆菌中分离出乳糖操纵子并使它在离体条件下转录，证实了一个基因可离开染色体而独立发挥作用。1970 年，梯明（Temin）发现了仅以 RNA 作为遗传物质的逆转录病毒，表明遗传物质不仅仅是 DNA，也可以是 RNA，从而使中心法则内容得到扩展。1977 年，人们又在猿猴病毒 SV40 和腺病毒(AdV)中发现某些基因中存在内部间隔区，间隔区的顺序与基因所决定的蛋白质序列没有任何关系——这让科学家们大吃一惊。随后，基因的这种可分割、不连续的现象在酵母 tRNA 基因、果蝇的 rDNA 基因、人的胶原蛋白基因中也得到了证实。这样基因的概念中又多了一项新内容：基因结构具有不连续性。因为这是生物界尤其是真核生物中普遍存在的现象，为便于称呼，人们把这种断裂基因中能够表达的部分称为外显子（Exon），不表达的部分称作内含子（Intron）。

1980 年法国科学家斯洛宁姆斯基在酵母线粒体 DNA 的研究中发现，有些基因的内含子可能是另一个基因的外显子，也就是说，内含子也可能是具有功能的，不同剪接方式使得一段基因序列具有多种遗传功能。

与断裂基因或不连续性的概念相反的是基因的重叠性。1977 年桑格（Frederick Sanger）等在 Φ-X174 噬菌体 DNA 中、1978 年菲尔斯等在 SV40 病毒 DNA 中均发现了几个基因共用同一段 DNA 序列的情况。虽然这种现象在自然界并不普遍，但至少说明基因确实存在着阅读框架的重叠现象，这体现了生物的"节约"原则，尤其是在低等生物中。

对经典的、近代的以至现代的基因概念的挑战还不止这些。比如，一个基因一个多肽假说，在相当长的时间内被证明是正确的，可是近年来发现一些基因并不表达任何蛋白质或者多肽，而仅产生 RNA，各种 tRNA、rRNA 基因就是这样。因此人们只有加以补充：基因的功能在于编码蛋白质或核酸。但是这仍不能解释一些事实：DNA 中确实存在一些片段，它根本不表达任何物质而仅以位置或结构起作用。例如，操纵区和启动区，它仅起识别蛋白质（酶）的作用，由此来开放或关闭它"下属"的活动。而另一些基因，如假基因，眼下甚至还看不出有什么作用。这样就很难从表达产物上给基因下一个统一的定义。

20 世纪 70 年代末，在大肠杆菌中发现了一种奇特的现象，基因可以在染色体及染色体外的 DNA 之间往返"飞行"。其实这种基因的跳跃现象在 20 世纪 50 年代初就被一位女科学家芭芭拉·麦克琳托克（Barbara McClintock）在研究玉米组织分化现象时发现，只不过她的发现当时并未引起人们的普遍关注而已。随后不久，基因跳跃现象又在人的免疫球蛋白基因中得到了证实，这时人们才充分意识到基因的稳定性是相对的。医学家们还进一步设想或许基因的这种不稳定性可能与癌症和传染性疾病也有很大关系。麦克琳托克作为首次发现基因不稳定性的人，于 1983 年获得了诺贝尔生理学及医学奖。

三、摩尔根揭示染色体是基因的载体

了解精准医疗，就必须了解基因组学，了解基因的信息属性。在这方面，除了孟德尔发现了基因之外，还有一个人我们不得不介绍，他就是摩尔根，他的染色体是基因载体的理论是我们现代医学研究的一个领域，也是精准医疗赖以实现的基础之一。

（一）摩尔根与他的实验

托马斯·亨特·摩尔根（Thomas Hunt Morgan），1866 年 9 月 25 日出生于美国肯塔基州的列克星敦，在很小的时候就对生物学有浓厚的兴趣。在霍普金斯大学读书和留校任教的岁月里，他经常听到孟德尔遗传学研究的新消息，一开始曾对孟德尔的学说和染色体理论产生过怀疑。

1908 年，他开始用果蝇作为实验材料，研究生物遗传性状中的突变现象，屡遭失败。在不断努力之后，1910 年 5 月，摩尔根在红眼的果蝇群中发现了一只异常的白眼雄性果蝇。他激动万分，将这只宝贝果蝇放在单独的瓶子中饲养。在摩尔根的精心照料下，白眼果蝇终于在与一只红眼雌性果蝇交配后，将突变的基因遗传给了下一代果蝇，十天后，第一代杂交果蝇长大了，全部是红眼果蝇。他用第一代杂交果蝇互相交配，产生第二代杂交果蝇。焦急地等待了十天，摩尔根得到了第二代杂交果蝇，其中有 3470 个红眼的、782 个白眼的，基本符合 3：1 的比例。这下摩尔根对孟德尔服气了，实验结果完全符合孟德尔从豌豆中总结出的规律。

当摩尔根坐在显微镜旁边，再次定睛观察这些瞪着白眼的果蝇时，他发现了一个不同于孟德尔规律的现象。按照孟德尔的自由组合规律，那些长着白眼的果蝇，应当是有雄性的，也有雌性的。然而这些白眼果蝇居然全部是雄性，没有一只是雌性的。也就是说，突变出来的白眼基因伴随着雄性个体遗传。摩尔根终于从果蝇身上看到了孟德尔在豌豆上观察不到的现象。

摩尔根决心沿着这条线索追下去，看看动物到底是怎样遗传的。当第二次进行杂交时，体内含有白眼基因的雌性红眼果蝇与正常的雄性红眼果蝇交配，出现含白眼基因的一条 X 染色体与一条 Y 染色体结合，生成第二代杂交果蝇中的白眼类型，而且都是雄性的。摩尔根把这种白眼基因跟随 X 染色体遗传的现象叫作"连锁"，两类基因——白眼基因和决定性别的基因，好像锁链一样铰合在一起。

（二）摩尔根研究的意义

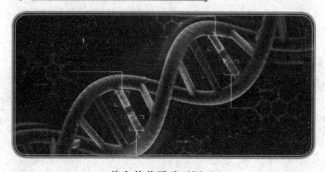

染色体位置动画图示

细胞分裂时，染色体先由一变二，可见能够遗传性状、性别的基因就在染色体上，它通过细胞分裂一代代地传下去。两个基因在染色体上的位置距离越远，它们之间出现变故的可能性就越大，染色体交换基因的频率就越高。白眼基因与性别基因虽然在同一条染色体上，但是相距较远，因此当染色体彼此互换部分基因时，果蝇产生的后代中就会出现新的类型，这就是"互换"定律。

"连锁与互换定律"是摩尔根在遗传学领域的一大贡献，它和孟德尔的分离定律、自由组合定律一道被称为遗传学三大定律。

摩尔根利用果蝇进行遗传学研究，发现了染色体是基因的载体，确立了伴性遗传。他创立的基因理论实现了遗传学上的第一次理论综合，在胚胎学和进化论之间架设了遗传学桥梁，推动了细胞学的发展，并促使生物学研究从细胞水平向分子水平过渡，以及遗传学向生物学其他学科渗透，为生物学实现新的大综合奠定了基础。基因学说从此诞生了，男女性别之谜也终于被揭开了。

四、 DNA 是基因的化学实体

细胞遗传学确定了染色体是基因的载体，但是，对于基因的化学本性还是一无所知的。比如，基因究竟是什么化学物质，它在遗传传递中到底如何发生作用？这些问题在摩尔根时代还不能做出确切的回答。但是，摩尔根毕竟触及了这个问题，他在《基因论》的末尾总结部分，讨论到基因属不属于有机分子一级时，根据计算基因的大小来估计，认为基因不能作为一个化学分子，甚至可能不是一个分子，而是一群非化学性结合的有机物质。然而他并不排除这样的假设："基因之所以稳定，是因为它代表着一个有机的化学实体。"

在寻找基因的化学实体上，细胞化学起着重要的作用。细胞化学的研究表明，染色体作为细胞结构的一个基本组件，它主要是由蛋白质和核酸这两类化学物质组成的。那么遗传物质究竟是蛋白质还是核酸？按照传统的观念，蛋白质作为生命物质的主要成分和一切生命现象的体现者，不仅普遍存在于生物界参与所有的生命过程，而且它的化学结构也有多样性和

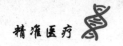

可塑性，似乎很适于做遗传物质。然而科学实验却否定了这种看法，确认核酸是遗传物质，蛋白质不过是它的表达产物。

（一）核酸是遗传物质的认识

认识到核酸是遗传物质（或基因的化学实体）经历了一个漫长的历史过程。

早在1928年，英国的细菌学家格里菲斯（Frederick Griffith），用肺炎球菌做实验时发现了一个令人惊异的现象。当他把大量已经杀死的能致病的 S 型肺炎球菌（外形有荚膜，在培养基上形成的菌落是光滑的），与少量活着的不能致病的 R 型肺炎球菌（外形无荚膜，在培养基上形成的菌落是粗糙的）混合在一起，注射到实验动物体内的时候，令人惊异地发现这些实验动物都得病死了，并从它们的体内分离出许多 S 型的肺炎球菌。

人们把这种由 R 型的肺炎球菌转化为 S 型肺炎球菌的现象，称为转化现象。为什么会发生这种转化现象呢？当时人们推想一定是 S 型肺炎球菌的某些物质被 R 型肺炎球菌吸收了，使其转变为 S 型肺炎球菌。但是，这是什么样的化学物质在当时还不清楚。

1944年，美国的生物化学家艾弗里（Oswald Theodore Avery）等人做了一个体外实验查明，原来是 S 型肺炎球菌里的脱氧核糖核酸（简称 DNA）这种化学物质在转化现象中起了作用。他们先把 S 型肺炎球菌磨碎用水抽提，发现这种抽提液中有蛋白质、DNA、脂肪和糖类等化合物。然后将抽提液放进培养基（一种人工配制的符合细菌营养要求的混合物）中，并用它来培养 R 型肺炎球菌，结果发现在培养基里产生了 S 型肺炎球菌。这与格里菲斯所看到的转化现象一样，因此可以认为在这种抽提液中确实存在着某种促成性状转化的因子。但这种因子是蛋白质，还是 DNA，或是其他物质呢？为了弄个明白，艾弗里等人对这些物质逐一做了研究。当他们从 S 型肺炎球菌中抽取出提纯的 DNA，放到 R 型肺炎球菌的培养基上时，结果在那里发现了 S 型肺炎球菌，而用蛋白质或其他物质的抽提液代替 DNA 时，并没有发生这种现象。当他们在 DNA 的抽提液里加些蛋白酶时，并不影响实验结果，但若加进 DNA 酶，转化现象便消失了。由此可见，不是别的物质，正是 DNA 在转化舞台上担任着独特的角色——遗传物质的角色。

　　1952 年，赫尔希（Alfred Day Hershey）和蔡斯（Martha Chase）继艾弗里等人之后，又做了一个权威性的实验。他们分别用 32P 和 35S 标记噬菌体（寄生在细菌体内的病毒）的 DNA 和蛋白质的部分，然后用标记过的噬菌体去感染细菌，发现当细菌被感染时，噬菌体的 DNA 进入寄生细胞，而其蛋白质外壳却留在外边，并且进入寄生细胞的 DNA 能够复制出同原来一样的噬菌体。这个实验进一步确证 DNA 是遗传物质或基因的化学实体。

（二）DNA 的化学组成

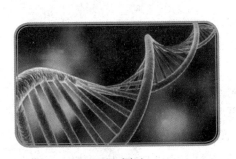

DNA 图示

　　既然 DNA 是遗传物质，那么它本身有什么条件可以充当这个角色呢？这就要讲到 DNA 的化学组成及其结构了。DNA 是核酸的一种。核酸最早是在 1869 年由瑞士的青年化学家米歇尔（Friedrich Miesher）发现的。他为了搞清楚细胞核的化学性质，用盐酸处理脓细胞，以稀碱分离出细胞核，经沉淀后分析其中的成分，发现氮和磷的含量特别高。由于这类物质是从细胞核中分离出来的，又都表现为酸性，故人们把它叫作核酸。后来，经过许多科学家的研究，终于搞清楚核酸是由核苷酸作为基本单位组成的聚合物。核苷酸本身也是比较复杂的化合物，它是由戊糖、碱基和磷酸三个部分组成的。根据组成核酸的核苷酸中戊糖种类的不同，可将核酸分成两大类，即核糖核酸（简称 RNA)和脱氧核糖核酸（简称 DNA)。前者的戊糖部分是核糖，后者则是脱氧核糖。除了糖组分不同外，这两类核酸中所含的碱基种类也不完全相同。RNA 含腺嘌呤（用 A 表示）、鸟嘌呤（用 G 表示）、胞嘧啶（用 C 表示）和尿嘧啶（用 U 表示）。DNA 则含 A、G、C、T(胸腺嘧啶)而没有 U。实际上，DNA 和 RNA 的碱基只有一个不同，即在 RNA 中 T 为 U 所代替。核苷酸根据所含碱基的不同，分别叫腺苷酸 (AMP) 或脱氧腺苷酸 (dAMP)、鸟苷酸 (GMP) 或脱氧鸟苷酸 (dGMP)、胞苷酸 (CMP) 或脱氧胞苷酸 (dCMP)、尿苷酸 (UMP) 和脱氧胸腺苷酸 (dTMP) 等。这些核苷酸是通过脱水缩合作用而成为聚合物的。在核酸分子中，核苷酸的排列是有一定顺序的，这种核苷酸的线性序列就是核酸的一级结构。虽然组成 DNA 或 RNA 的核苷酸只有 4 种，但是由于它们排列顺序的不同，便可构成核酸分子的多样性。假定一个核酸分子是由 100 个核苷酸组成的，那么它就可能提供 4^{100} 这么多种不同的排列顺序。

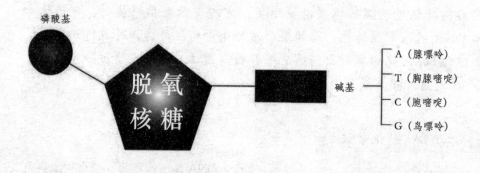

碱基示意图

（三）DNA 双螺旋结构

在没有搞清楚 DNA 的三维结构（或空间结构）之前，要想从其化学本性来说明它的遗传职能，是很困难的。这个问题亟需解决。1953 年，沃森 (James D·Watson) 和克里克 (Francis Crick) 应用物理学、化学的新技术和生物学研究的新成果，运用综合的观点，把自己的创造性工作同前人的研究成就结合起来，提出了 DNA 分子双螺旋结构模型的理论，成功地解决了 DNA 的三维结构问题。他们认为，DNA 是由两条多聚脱氧核苷酸链围绕一个中轴旋转而形成像麻花那样的螺旋结构。在这个结构中，磷酸和脱氧核糖组成的主链在外侧，碱基在内侧，两链间的碱基通过氢键相互连接，并且有一定的规律，即 A 与 T 配对，C 与 G 配对，每对碱基处于同一平面，不同碱基对互相平行，而和中心轴垂直。

正如沃森和克里克所说的，"DNA 双螺旋模型的碱基特异性配对的原则，立即展示出遗传物质可能有的复制机制"。他们还提出，"倘若得知配对链的一侧碱基的实际顺序，人们就可以写下另一侧的碱基的精确顺序。因此可以说，一条链是另一条的互补链，正是这一特征提示了 DNA 分子为什么会自我复制"。

沃森和克里克的预言，不久 (1958 年) 便被梅塞尔松（Matthew Stanley Meselson）和斯塔尔（Franklin William Stahl）等人的 DNA 半保留复制研究工作所证实。1963 年，美国科学家凯恩斯 (John Cairns) 还用电子显微镜和放射自显影技术相结合的方法，成功地拍摄到大肠杆菌 DNA 复制过程的图像，从而直接证明沃森和克里克对于 DNA 复制推测的正确性。

五、基因概念的现代理解

验明 DNA 是基因的化学实体并确定它的双螺旋结构和复制机制是划时代的事件，它使经典遗传学的基因概念发生了深刻的变化。按照经典遗传学的理解，基因是抽象的、不可分的遗传单位。而 DNA 被确定为基因的化学实体之后，基因却是个实实在在的化学分子，基因的概念被定义为 DNA 的一个有遗传功能的片段，这个片段通常带有一个为蛋白质和 RNA 编码的遗传信息单位。或者说，基因就是一个特定的、连续的核苷酸线性序列。以噬菌体 MS2 为例，它是由 3569 个核苷酸组成的单链 RNA 分子（在一些生物中 RNA 也可作为遗传物质），共有三个基因，分别负责 A 蛋白、外壳蛋白和 RNA 复制酶的合成，称之为 A 蛋白基因、外壳蛋白基因和 RNA 复制酶基因。现在已经搞清楚，在 MS2RNA 分子的开头有由 129 个核苷酸组成的先导序列，接着依次是 A 蛋白基因（含 1179 个核苷酸）、外壳蛋白基因（含 390 个核苷酸）和 RNA 复制酶基因（含 1635 个核苷酸）。在 A 蛋白基因和外壳蛋白基因之间有一个间隔区（含 26 个核苷酸）。在外壳蛋白基因和 RNA 复制酶基因之间也有一个间隔区（含 36 个核苷酸）。最后是由 174 个核苷酸组成的终末序列。先导序列、终末序列和两个间隔区的核苷酸是不表达的，即不能转译为蛋白质。

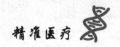

（一）基因现代概念可以解释经典遗传学现象

按照上述的现代基因概念，不仅可以解释经典遗传学所能解释的一切，而且还能解释经典遗传学所难以解释的一些现象。例如，经典遗传学解释不同性状差异的原因，只能答之以"不同的基因"，而现在却能用 DNA 或 RNA 链核苷酸顺序如何改变导致产生不同的蛋白质来说明；还有突变不只可解释为基因的变化，而且还可以用 DNA 链的核苷酸序列变化和它的效应来说明；再有经典遗传学不能回答基因为何能一次又一次地复制，而现在却可以用 DNA 的自我复制功能来说明。此外，从现代遗传学的观点来看，不能互换进一步分割的，或负责突变的 DNA 也可能只包括一个核苷酸，所以在功能单位内可以进行互换或发生突变的，有时可能只涉及功能单位的一个小区段，如血红蛋白的点突变。因此，基因作为功能单位、突变单位和重组单位并不是三位一体的。也就是说，基因作为功能单位，它指的是一个特定的、连续的核苷酸序列，而突变可以是其中的一个或者几个核苷酸，并不一定是整个基因。至于交换，在一个基因组中的任何核苷酸之间，都是有可能发生遗传物质的交换或者重组的。因此，基因不是不可分的而是可分的。

（二）基因是可移动的实验验证

实验还证明基因是可以移动的，这种移动不限于传统的等位基因之间的交换，还可以在同一条染色体不同区段和不同染色体之间的非同源区段移动。

早在 20 世纪 40 年代，美国遗传学家麦克琳托克在研究玉米籽粒颜色的高频变异时，就已注意到了基因可以移动的现象。她在研究过程中发现，玉米籽粒的颜色很不稳定，有时籽粒上会出现一些斑斑点点。为什么会有这种现象？她提出了一个全新的概念来解释，认为遗传基因是可以移动的。她把这种可移动的基因叫作控制因子或转座子（现在多称跳跃基因）。这些跳跃基因能在玉米不同的染色体上从一个位点转移到另一个位点，有时像一个新奇的生物学开关一样，开动或关闭基因。

比如说，当在玉米染色体上产生紫色的基因 SG 附近插入一个跳跃基因 DS 时，它即以一定的速率关闭 SG，使其籽粒不能产生紫色而呈黄色。当 DS 从 SG 附近跳开后，SG 的抑制便解除，随即恢复紫色。DS 也可受另一个跳跃基因 AC 的作用。当 AC 离 DS 不远时，它可阻止 DS 的作用，同样可以解除 DS 对 SG 的抑制。如果 DS 跳到离 AC 很远的地方时，或者 AC 本身跳开后则 DS 即不受 AC 的作用，DS 又对 SG 起抑制作用。这些跳跃基因跳动得如此之快，以致使得受它们控制的颜色基因时开时关，于是玉米籽粒上便出现斑斑点点。由此可见，跳跃基因与传统的基因概念不同，它本身虽不表达某种性状，但却可以引起颇为广泛的遗传效应。尽管麦克琳托克的这一发现很了不起，当时却没有引起人们的关注。

（三）基因分类

近半个世纪的遗传学研究表明，除了细胞核内基因外，还有核外基因，即存在于细胞质里面的基因。例如，细胞质中的某些细胞器，像质粒、线粒体和叶绿体等就含有各自的 DNA。这些 DNA 的作用与细胞核内的染色体基因很相似，于是人们把它们叫作核外遗传物质。受核外基因控制的遗传，它的表现与核遗传不同，人们通常把它叫作细胞质遗传。细胞质遗传与核遗传的差异，首先表现在它总是表现为母系遗传。所谓母系遗传指的是用具有相对性状的亲本杂交，不论正交或反交，其 F1 总是表现母本性状的遗传方式。这是因为卵细胞含有大量的细胞质，而精子所含的细胞质却很少。特别是精子在受精过程中，进入卵细胞的主要是细胞核。因此，受精卵的细胞质就主要来自卵细胞了。所以细胞质遗传总是表现为母系遗传。

其次，细胞质遗传杂种后代的遗传行为不符合经典遗传学的三个基本规律，既无一定的分离比例，也不存在自由组合和连锁与互换的关系。这是由于在细胞分裂过程中，细胞质不像核染色体那样进行有规律的分离和组合。细胞质里的基因复制后的细胞分裂时，不是平均而是随机地分配到子细胞中去的。细胞质遗传现象的发现，扩大了核遗传的概念。实验证明，有许多生物的某些性状（如草履虫的放毒与否）是由核内基因与核外基因共同决定的，如草履虫释放毒素的核外基因，也要有相应的核内基因的存在才具有复制、增殖和传递的功能。

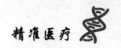
（四）基因是一种酶

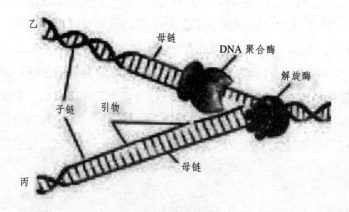

酶位置示意图

关于基因怎样发生作用的问题，遗传学家曾为此而感到困惑不解，但生物化学的进展却使人们茅塞顿开，认识到基因的作用可能与酶有关。因为在生物体内所有的生物化学过程都必须有酶的参与、在酶的催化下进行，如果缺少某种酶一定的生物化学反应就不能进行，如没有淀粉酶，淀粉在生物体内就不易分解等。由此遗传学家猜想基因对性状发育的控制，也很可能是通过酶的作用来实现的。

20世纪40年代，美国遗传学家比德尔（George Wells Beadle）和塔特姆（Edward Lawrie Tatum）以红色面包霉这种微生物为材料，进行了一系列的生化遗传学实验，查明在红色面包霉的生物合成中，每一阶段均受到某一基因的支配，当这个基因因突变而不活动时，则中断了这种酶反应。例如当控制合成精氨酸的基因发生突变时，这一品系的红色面包霉就不能合成精氨酸，说明在生物合成过程中酶的反应是受基因支配的。根据这个事实，比德尔和塔特姆在1946年提出了"一个基因一个酶"的理论，把基因与酶的关系作为关于基因怎样发生作用的一个关键性论点鲜明地提出来了，但他们却没有去探索基因的化学本性和基因究竟怎样导向酶的形成这些重大的问题。不过20世纪50年代分子生物学诞生之后，对这些问题的研究就有了答案或新的进展。

六、基因如何影响生命成长

现在我们知道，基因有控制遗传性状和活性调节的功能，它通过复制把遗传信息传递给下一代，并通过控制酶的合成来控制代谢过程，从而控制生物的个体性状的表现。基因还可以通过控制蛋白的成分，直接控制生物性状。生物体细胞中的 DNA 分子上有很多基因，但并不是每一个基因的特征都表现出来，即使是由同一受精卵发育分化而来的同一人体不同组织中的细胞，如肌肉细胞、肝脏细胞、骨细胞、神经细胞、红细胞和胃黏膜细胞等，它们的细胞形状都是各不相同的。为什么会出现这种现象呢？原来，细胞核中的基因在细胞的一生中并非始终处于活性状态，它们有的处于转录状态，即活性状态，这时基因打开；有的处于非转录状态，即基因关闭。在生物体的不同发育期，基因的活性是不同的，而且基因的活性有严格的程序。基因活性的严格程序是生命周期稳定的基础，各种不同的生物因其细胞内的基因具有独特的活性调节而呈现不同形态特征。

那么，基因是如何决定性状的呢？

（一）生物体的遗传性状

生物体的一切遗传性状都受基因控制，但是基因并不等于性状，从基因型到表现型（性状）要经过一系列的发育过程。基因控制生物的性状主要是通过两种途径。一种方法是通过控制酶的合成来控制生物的性状。这是因为由基因控制的生物性状要表现出来，必须经过一系列的代谢过程，而代谢过程的每一步都离不开酶的催化，所以基因是通过控制酶的合成来控制代谢过程，从而控制生物个体性状的表现的。另一种方法是基因通过控制结构蛋白的成分直接控制生物的性状。蛋白质多肽链上氨基酸序列都受基因的控制，如果蛋白质的基因中 DNA 的碱基

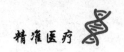
发生变化,则可引起信使RNA上相应的碱基的变化,从而导致蛋白质的结构变异。

(二) 生物遗传性状的影响因素

遗传性状的表现不但受到内部基因的控制,还受到外部条件的控制。因此,不同基因型的个体在不同的环境条件下可以产生不同的表现,即同一基因型个体在不同环境条件下也可以产生不同的表现型。

(1)有一种基因是控制人类生物钟的。比如,在美国有这样一个家族,连续4代20多人,他们的睡眠程度和持续时间都相当正常,只是他们在接近傍晚上床,晚上7点多钟已经进入沉睡状态,次日凌晨2点多钟起床,对他们来说这是正常模式,因此称之为"家族超前睡眠状态综合征"。科学家对他们所含的基因物质进行检测和分析,发现是第2号染色体末端的基因发生了突变,而使其表达的氨基酸序列发生改变,导致这个家族的异常睡眠方式。科学家认为,如果对发生变异的基因及其蛋白质产物做进一步研究,就有可能研制出克服时差、治疗时差综合征和失眠征,以及解决其他睡眠障碍问题的药物和新方法。

(2)走在大街上或进入闹市区,总能看到一些大腹便便的人,可以不夸张地说,肥胖已经成为一种病态。其实,肥胖与遗传有着很大的关系,如果父母都是肥胖者,子女肥胖的发生率在60%～85%;父母中有一个肥胖的,下一代的肥胖发生率在40%～50%。

此外,基因决定人的生命特征。

(1)性状特征的差异——高矮、胖瘦、外貌特征等。

2000年,澳大利亚科学家克里斯(Greg Collier)发现了一种肥胖基因,称为培根基因。这种基因会产生大量增加食欲的蛋白质,使人体吸收超过需要的热量导致肥胖。

(2)行为特征的差异——"夜猫子"、抽烟酗酒、犯罪倾向等。

(3)行为能力的差异——运动能力、智力、某方面的特异性能力等。

澳大利亚体育研究院的一项研究发现,特异基因与运动员的成绩直接相关。一种编号为ACTN3的基因型与人体肌肉的爆发力密切相关,有人称它为"金牌基因"。目前,中国的生物技术公司也正在从事基因检测的研究,通过基因检测,未来我们能更早地发现运动员苗子。

七、哪里有生命，哪里就有基因

后来发现，人的染色体有 23 对，把人的染色体排列在显微镜下发现，其中 22 对染色体每对完全相同，第 23 对中的两条彼此不同，一条是 X 染色体，一条是 Y 染色体。

染色体是细胞核中载有生命信息的物质，在显微镜下呈丝状或棒状，由核酸和蛋白质组成，在细胞发生有丝分裂的时期容易被碱性染料着色，因此而得名。单个细胞内染色体中的所有信息如集中在一起，要用高达 61 米的一堆平装书（或厚达 20 万页的一本电话簿）才能容纳。

染色体解开后，变成一条细长的线，单一细胞内所有的丝线总长约 2 米，这条细长的线就叫作 DNA。它的大小是头发粗细的十万分之一。DNA 是呈双螺旋结构的，两条反向平行的脱氧核糖核苷酸长链围绕同一中心轴互绕，亲水的糖和磷酸位于螺旋的外侧，主链通过磷酸二酯键相连，形成核酸的骨架，A、C、G、T 四种碱基以碱基互补配对原则，置于结构的内侧，碱基按配对互补，彼此以氢键相连接。A=T 之间有两个氢键，G≡C 之间有三个氢键。DNA 分子可自我复制，将遗传信息传给子代细胞。DNA 分子也可以转录成 mRNA，mRNA 再把遗传信息翻译成蛋白质，即遗传信息由 DNA → RNA →蛋白质流动。

（一）从位置看基因

从基因的位置上看，我们知道细胞是生命最基本的单位，所有的生物都是由细胞构成的。以高等生物为例，细胞由细胞膜、细胞器、细胞质和细胞核组成，基因就在细胞核中。细胞中所有的基因信息构成了基因组，这就是细胞的指挥中枢，决定着细胞的性状和行为。

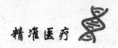

（二）从化学成分看基因

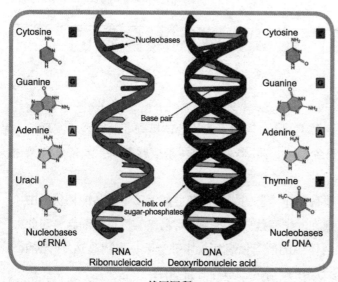

基因图释

从化学物质上看，基因是一段聚合的双链脱氧核糖核酸（DNA）序列，其中包含了4种不同的脱氧核苷酸(A、T、C、G)，在每个脱氧核苷酸位置上都有4种可能的排列方式。基因长短不一，即使是数百个碱基对的基因也蕴藏了极为丰富的遗传信息。人类基因组DNA总和约为30亿个碱基对，其可能排列的组合就是4的30亿次方，其中包含的生命密码简直就是天文数字。当然，并不是所有的DNA序列都是基因，人类基因组中，基因只占很少一部分，包含遗传信息的基因只有3%～5%，很多地方是未知区。

基因组就是生物体内的所有DNA。人类基因组计划要测定的是人体23对染色体中的所有DNA的序列，它由30多亿碱基对组成，共有约2.5万个基因。人类基因组计划分析结果显示人与人之间99.9%是一样的，但存在0.1%的差异（约300万个碱基对的差异），正是这一差异决定了人类的个体差异。

总结起来，基因是具有遗传效应的DNA分子片段，它存在于染色体上，并在染色体上呈线性排列，是遗传物质的最小功能单位。通俗地说，基因是生命之源，决定着人类的生老病死。

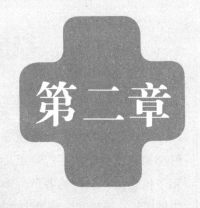

第二章

基因致病论：基因突变

一台计算机，刚买来时很好，可使用久了，各种软件装多了，就会出现 bug。一两个 bug 不影响使用，bug 积累多了就会出现问题，甚至死机、崩溃。人的一生也是一样，体细胞突变就像计算机的 bug，随着与环境的接触，体细胞突变慢慢积累，到一定时候就会生病，最终死亡。随着细胞分裂增殖，一个细胞变成两个细胞，细胞内的全套 DNA 也会复制一份。此时，一份 DNA 变成了两份 DNA。复制过程虽然高度保真，但难免出现极少量的错误。这类错误可以随着细胞不断的分裂而累积，最终产生很大的效应。这就像行军战士传口令，每个战士都只错了一小点，可传到最后口令会变得面目全非。生殖系突变是血缘的印迹，体细胞突变是个人的造化。染色体畸变与基因突变是人类疾病的根源所在。

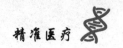

一、基因是怎么致病的

我们知道各种生物都能通过生殖产生子代，子代和亲代之间，不论在形态构造或生理功能的特点上都很相似，这种现象称为遗传。但是，亲代和子代之间、子代的各个个体之间不会完全相同，总会有差异，这种现象叫作变异。遗传和变异是生命的特征。遗传和变异的现象是多样而复杂的，正因为如此，才导致生物界丰富多彩的多样性。

（一）基因的表型与表现型

生物体所具有的遗传性状称为表型或表现型。生物体所具有的特异基因成分称为基因型。表型是基因型与环境因素相互作用的结果。遗传物质是相对稳定的，但又是可变的，遗传物质的变化以及由其所引起表型的改变，称为突变。在现代生物学领域中，一致认为生物的遗传物质在细胞水平上是染色体，在分子水平上是基因，它们的化学构成是脱氧核糖核酸（DNA）。遗传物质突变包括染色体畸变和基因突变。染色体畸变是指生物细胞中染色体在数目和结构上发生的变化，基因突变是基因序列中某些部位的核苷酸发生的变化。

染色体畸变可引发常染色体显性缺失导致的疾病、常染色体隐性缺失导致的疾病和性染色体缺陷导致的疾病。染色体是基因的载体，染色体病即染色体异常，故而导致基因表达异常、机体发育异常。导致染色体畸变的原因是多方面的，包括物理因素、化学因素、生物因素等。

（二）基因突变的划分

现在，科学家从三个层面上划分突变的类型，即基因突变、染色体畸变和基因组突变三种形式。

（1）基因突变实际上是局部 DNA 突变，是由碱基改变引起的。根据 DNA 序列改变的多少，又可分为单点突变和多点突变，一般有 4 种形式的转换和 8 种形式的颠换，可发生在生殖细胞，也可发生在体细胞。遗传密码子由每 3 个碱基一组确定一种氨基酸，常称三联密码子，如 ATT、TAT、CAT、TCG 等，DNA 上有一个碱基突变时，它不能给体内制造蛋白质的"工厂"输送正确的编码信息，使产生的蛋白质序列和功能发生改变，致使某些细胞及器官发生了病变。科学家的工作就是要找出导致疾病的 DNA 上的碱基突变，探索其作用机制和致病机理，从而寻找更直接有效的预防和治疗方案。由于 DNA 突变很微小，不表现出染色体的改变，因此在显微镜下无法观察到。

（2）染色体畸变是指染色体结构发生变化，但染色体的数目没有变化，这种变化在显微镜下可以检测。

（3）基因组突变涉及染色体数目的变化，如某一染色体增加形成三体，或者减少形成染色体单体。如果说基因突变是单个"士兵"或"班排"发生的"非常规行动"的话，那么染色体畸变和基因组突变则是大"兵团"、"兵种"之间的重新组合。

基因突变的概念：

DNA 分子中发生碱基对的替换、插入和缺失，

而引起的基因结构的改变。

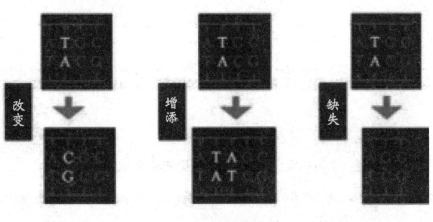

基因突变示意图

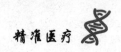

（三）基因突变致病

基因突变的结果使正常的基因变成异常基因，相应地由它所决定的性状也随之发生异常。如人皮肤的颜色、身材的胖瘦、高矮等形态学特征的变化，也可以是抗病力、成熟期早晚等生理特征方面的变化，还可以引起新陈代谢、血液中化学成分等生物体内生物化学性质的一系列变化。

基因突变引起的变化是多种多样的。突变可分为有益突变和有害突变。如果突变特征朝机体有利方面变化，这种突变就对个体有利成为有益突变；相反如果发生了对个体不利的突变则是有害突变。一般来说，生物的突变大多是有害的，而有害突变的个体往往被自然淘汰，但有些突变使生物体有可能产生出更适应环境的新个体，并使新的特点经遗传性选择而巩固下来。按细胞类型来分，基因突变可分为生殖细胞突变和体细胞突变。生殖细胞突变指发生于生殖细胞并通过受精卵直接传给子代的突变，体细胞突变指在体细胞中发生和传递的突变。尽管体细胞突变不影响生殖细胞，其突变基因不会传递给子代，但突变的细胞会形成一群基因型与体内其他细胞不同的细胞，可引起疾病。目前认为体细胞突变是肿瘤发生的重要机制，肿瘤是一种体细胞遗传病。

由此可见，基因突变就像一把无形的"双刃剑"。一方面，这无形的自然建筑师在遗传和变异规律支配下造就了地球上五彩缤纷、千姿百态的物种。生物多样性是地球上生命经过数十亿年发展、进化、遗传、变异的结果，是新生命赖以生存和发展的物质基础。另一方面，基因突变又让新生命引起众多人类难以攻克的疾病。

二、基因的生殖细胞突变和体细胞突变

现代医学认为基因突变分为生殖细胞突变和体细胞突变两种。

（一）生殖细胞突变

生殖细胞突变（Germline Mutation）是指在生殖细胞中发生的任何可检测、可遗传的突变。

如果突变发生在生殖细胞，无论是在其发育周期的任何阶段，都存在对下一代影响的可能性，其影响可分为致死性和非致死性两类。致死性影响可能是显性致死或隐性致死。显性致死即突变配子与正常配子结合后，在着床前或着床后的早期胚胎死亡。隐性致死需要纯合子或半合子才能出现死亡效应。

如果生殖细胞突变为非致死性，则可能出现显性或隐性遗传性疾病，包括先天性畸形。在遗传性疾病频率与种类增多的同时，突变的基因，以及染色体损伤，将使基因库的遗传负荷增加。基因库是指一种物种的群体中在生殖细胞内具有的，并能传给下一代的全部基因的总和。

（二）体细胞突变

体细胞突变（Somatic Mutation）是发生在正常机体细胞中的突变，比如发生在皮肤或器官中的突变。这样的突变不会传给后代，但是可以通过细胞分裂将突变传给子代细胞。

正常成年人体内的细胞是在不断新陈代谢的，细胞分裂增殖，生长和凋亡受到严格调控，以维持相对恒定的数量保证机体正常运转。细胞进行有丝分裂时，DNA 双螺旋结构不稳定，受到外界刺激（化学、物理、生物）容易发生 DNA 突变如碱基替换、插入、缺失和重排等。一部分突变能被细胞自我识别和修复，一部分突变的细胞经过组织里微环境的达尔文进化筛选，发生不利突变的细胞会被杀死，而突变后具备生长优势的细胞得以存活下来。DNA 突变随着细胞的分裂增殖不断积累，驱动突变（Driver Mutation）和伴随突变（Passenger Mutation）可以区分对细胞影响不同的突变。驱动突变赋予细胞病变特征，如肿瘤细胞的生长优势或者耐药性、胰岛细胞失去胰岛素分泌功能等，主要存在于重要基因的重要位点；伴随突变对细胞生长并无太大影响，随机分布在基因组里，存在于次要基因的次要位点。一般认为细胞病变需要积累若干个相关功能的基因突变，称为突变组合，如癌基因和抑癌基因都发生突变是肿瘤发生的必要条件。早期的肿瘤二次打击学说就是表达的这个意思，目前学术界形成的共识是一个癌

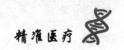

细胞里常存在许多个驱动突变，这些理论为肿瘤的精准医疗奠定了基础。

综上，我们可以清晰理解本章导言所说的计算机与 bug 的关系，知道基因有害的微小突变就能引起身体的类似天文科学实验"差之毫厘，谬之千里"的致命灾难。

三、基因突变引发的疾病分类

基因病尽管种类繁多，产生情况复杂，但是基因突变只分生殖细胞基因突变和体细胞基因突变，使我们理解基因病变得略微简单。生殖细胞的基因突变可以通过生育遗传给后代，体细胞的基因突变不会遗传给后代，但是可以随细胞分裂进入子代细胞中。基于这个事实和医疗临床的实践经验，基因疾病可分为单基因病、多基因病和外源性基因病。

（一）单基因病

大多数疾病都与某种遗传因素有关，研究最清楚的遗传病是单基因缺陷。目前，世界记录在案的单基因缺陷性疾病已超过 6600 多种，多数都是十分罕见的。病因可能是常染色体或者性染色体中存在基因缺陷。根据基因缺陷的情况，又可以分显性和隐性遗传性疾病。

（1）亨廷顿氏舞蹈病是常染色体显性遗传的，一旦有该基因缺陷就会得病，即使它的等位基因是正常的（两个亨廷顿氏舞蹈病患者结婚的可能性很小）。从患病父母身上遗传亨廷顿氏舞蹈病基因的机会是 50%。

（2）囊性纤维化病是常染色体隐性遗传的，是由一种被称作囊性纤维化病调控因子的基因缺陷造成的。只有当两个等位基因都有缺陷时才会得病，因为只要有一个基因是正常的话，就能够表达正常的该蛋白质因子，这种个体被称为杂合子。该蛋白质因子缺陷会导致水和盐运输进出细胞失衡，很少能指望囊性纤维化病患者活过 30 岁。拥有杂合子的父母会有 25% 的机会生出囊性纤维化病孩。

（3）镰状红细胞贫血病也是常染色体隐性遗传病，患者血红蛋白基因存在一个点突变，造成表达出来的血红蛋白第六位谷氨酸突变成为缬氨酸。杂合子不发病，但杂合子父母有 25% 的概率生出纯合子的患者。

（4）血友病和肌营养不良症属于性连锁疾病，这类疾病通常只侵袭男孩，而女孩则只能是携带者。这是因为男孩只有一条 X 染色体，女孩拥有两条 X 染色体。如果男孩唯一的一条 X 染色体带有这个缺陷基因，那么他将罹患疾病，表现出与显性基因类似的特征。可是，如果一个女孩遗传有同样的缺陷基因，该特征就类似隐性，因为她还有一条正常的 X 染色体（除了在极其罕见的情况下，即她有一个携带者母亲和一个患病父亲，那样会有 50% 的概率被遗传到两个缺陷基因）。

（二）多基因病

现代遗传学告诉我们，人类大多数疾病是多基因致病，如癌症、糖尿病、高血压、老年痴呆症等。这些疾病的致病基因位点不止一个，遗传方式比较复杂，不是简单地呈"显性"或"隐性"遗传，而且不是一下子发病，如癌症，85%以上没有明显的遗传现象。与这些疾病相关的基因被称为易感性基因。大多数肿瘤的易感性是遗传的，少数肿瘤有明显的遗传倾向，如视网膜母细胞瘤（第 13号染色体上的酯酶 D 基因异常）、多发性结肠腺瘤病等。

（三）外源性基因病

外源性基因病是指外源病毒引起的疾病。之所以称病毒为外源性基因病，是因为病毒侵入人体细胞需要有人的细胞受体配合。病毒进入人体细胞的基因组内，可干扰、破坏人体基因的正常表达。一个人能否受病毒感染也与他自身的基因有关。

综上，单基因病是由于某一个特定位点突变造成的，是确定会导致疾病发生的，多基因病和外源性基因病都是由遗传因素和外界环境因素共同造成的，遗传因素是疾病发生的内因，外界环境因素是外因。究其实质性分子机理，生殖细胞突变决定了疾病发生的易感性，体细胞突变决定了疾病发生发展的具体过程。

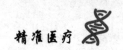

四、常染色体显性遗传病

人体内每个细胞内有23对染色体,包括22对常染色体和一对性染色体。性染色体包括:X染色体和Y染色体,它们携带可以决定性别及相关的基因。常染色体指除性染色体之外的22对染色体。

(一) 常染色体显性遗传病特点

常染色体显性遗传病（Autosomal Dominant Inheritable Disease）是位于常染色体上的显性致病基因引起的,因而有如下特点:

(1)只要体内有一个致病基因存在,就会发病。双亲之一是患者,就会遗传给他们的子女,子女中半数可能发病。若双亲都是患者,其子女有2/3的可能发病（患者均为杂合体）。若患者为致病基因的纯合体,子女全部发病。

(2)此病与性别无关,男女发病的机会均等。

(3)在一个患者的家族中,可以连续几代出现此病患者。但有时因内外环境的改变,致病基因的作用不一定表现（外显不全）,一些本应发病的患者可以成为表型正常的致病基因携带者,而他们的子女仍有1/2的可能发病,出现隔代遗传。

(4)无病的子女与正常人结婚,其后代一般不再有此病。

(二) 常染色体病分类

常染色体显性遗传病典型的病例有:家族性高脂蛋白血症（Hypercholesterol Aemia）、马尔芬氏综合征（Marfan's Syndrome）、威尔逊氏综合征、亨廷顿氏舞蹈病（Huntington's Disease）、结肠息肉（Peutz Jeghers Syndrome）、阵发性心动过速（Paroxysmal Tachycardia）、体质性低血压、椭圆形红细胞增多症（Hereditary Elliptocytosis）、肌强直性营养不良（Steinert Disease）、先天

性肌强直（Thomsem Disease）、周期性麻痹（Periodic Paralysis）、胱氨酸尿症（Cystinuria）、遗传性球形细胞增多症（Herediatry Spherocytosis）。

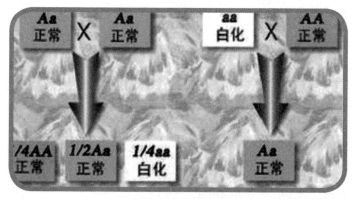

常染色体显性遗传

常染色体显性遗传病的种类很多，除上述以外，比较常见的还有软骨发育不全症、短指畸形、肾性糖尿病、先天性白内障、夜盲症、青光眼、视网膜母细胞瘤、先天性眼睑下垂、多指畸形、多囊肾、遗传性神经性耳聋、过敏性鼻炎、牙齿肥大症、多胎妊娠及尿崩症等。

五、常染色体隐性遗传病

常染色体隐性遗传病（Autosomal Recessive Inheritable Disease）致病基因在常染色体上，基因性状是隐性的，即只有纯合子时才显示病状。此种遗传病父母双方均为致病基因携带者，故多见于近亲婚配者的子女。

（一）常染色体隐性遗传病特点

常染色体隐性遗传病是由位于常染色体上的隐性致病基因引起的，其特点是：

（1）患者是致病基因的纯合体，其父母不一定发病，但都是致病基因的携带者（杂合体）。

（2）患者的兄弟姐妹中，约有 1/4 的人患病，男女发病的机会均等。

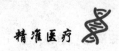
(3) 家族中不出现连续几代遗传，患者的双亲、远祖及旁系亲属中一般无同样的病人。

(4) 近亲结婚时，子代的发病率明显升高。

（二）常染色体隐性遗传病类型

(1) 苯丙酮尿症（Phenykelonuria）。

(2) 黑尿症（Alkaplonuria）。

(3) 白化病（Albinism）。

(4) 先天性葡萄糖、半乳糖吸收不良症。

(5) 镰状红细胞贫血病（Sikle Cell Anemia）。

(6) 体位性（直）蛋白尿。

(7) 肝糖原贮积症（Glycogen Storage Disease）。

(8) 半乳糖血症（Galactosemia）。

(9) 丙酮酸激酶缺乏症（Pyruvate Kinase Deficiency）。

(10) 黑蒙性痴呆（Tay-sachs's Disease）。

(11) 高雪氏病（Gaucher's Disease）。

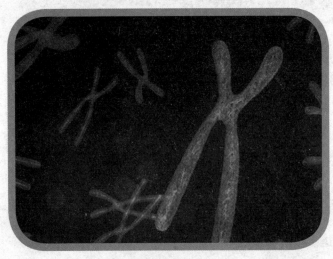

染色体

常染色体隐性遗传病常见的还有：着色性干皮症、家族性痉挛性下肢麻痹、先天性聋哑、侏儒症、呆小症、半乳糖血症、黑白内障、白痴、胃溃疡、先天性鱼鳞皮病、遗传性小头畸形、裂唇和裂腭、肥胖生殖无能综合征、黏多糖过多症、高度远视、高度近视、婴儿型青光眼等。

六、 X 连锁显性遗传病

　　一些性状或遗传病的基因位于 X 染色体上，其性质是显性的，这种遗传方式称为 X 连锁显性遗传（X-linked Dominant Inheritance），这种疾病称为 X 连锁显性遗传病。目前所知的 X 连锁显性遗传病不足 20 种。由于致病基因是显性的，并位于 X 染色体上，因此，不论男性（XAY）和女性（XAXa）只要有一个这种致病基因 XA 就会发病。与常染色体显性遗传不同之处是，女性患者既可将致病基因传给儿子，又可以传给女儿，且机会均等；而男性患者只能将致病基因传给女儿，不传给儿子。由此可见，女性患者多于男性，大约为男性的两倍。另外，从临床上看，女性患者大多数是杂合子，病情一般较男性轻，而男性患者病情较严重。

X 连锁显性遗传病病例

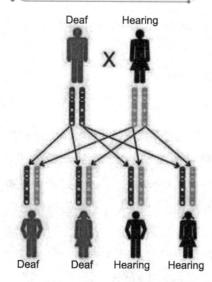

X 连锁显性遗传模式

　　佝偻病（Vitamin D Resistant Rickets，VDRR）可以作为 X 连锁显性遗传病的实例。VDRR 是一种以低磷酸血症导致骨发育障碍为特征的遗传性骨病。患者主要是肾远曲小管对磷的转运机制有某种障碍，因而尿排磷酸盐增多，血磷酸盐降低而影响骨质钙化。患者身体矮小，有时伴有佝偻病等各种表现。患者用常规剂量的维生素 D 治疗不能奏效，故有抗维生素 D 佝偻病之称。据临床观察，女性患者的病情较男性患者轻，多数只有低血磷，佝偻症状不太明显，表现为不完全显性，这可能是

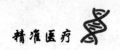

因女性患者多为杂合子，其中正常 X 染色体的基因还发挥一定的作用。男性患者（XHY）与正常女性（XhXh）结婚，所生子女中，儿子全部正常，女儿全部发病；女性患者 (XHXh) 与正常男性 (XhX) 结婚，子女中正常与患者各占 1/2。

七、 X 连锁隐性遗传病

　　一些性状或遗传病有关的基因位于 X 染色体上，这些基因的性质是隐性的，并随着 X 染色体的行为而传递，其遗传方式称为 X 连锁隐性遗传（X-linked Recessive Inheritance）。

　　以隐性方式遗传时，由于女性有两条 X 染色体，当隐性致病基因在杂合状态（XAXa）时，隐性基因控制的性状或遗传病不显示出来，这样的女性为表型正常的致病基因携带者。只有当两条 X 染色体上等位基因都是隐性致病基因纯合子（XaXa）时才表现出来。在男性细胞中，只有一条 X 染色体，Y 染色体上缺少同源节段，所以只要 X 染色体上有一个隐性致病基因（XaY）就发病。这样，男性的细胞中只有成对的等位基因中的一个基因，故称为半合子（Hemizygote）。

X 连锁隐性遗传病病例

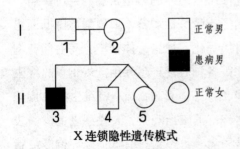

X 连锁隐性遗传模式

正常男
患病男
正常女

色盲有全色盲（Achromatopsis）和红绿色盲（Dyschromatopsia of the Protan and Deutan）之分。前者不能辨别任何颜色，一般认为是常染色体隐性遗传；后者最为常见，表现为对红、绿色的辨别力降低，呈 X 连锁隐性遗传，致病基因定位于 Xq28。

从红绿色盲系谱中，可反映出 X 连锁隐性遗传系谱和特点，表现在：①男性患者远多于女性患者，系谱中的病人几乎都是男性；②男性患者的双亲都无病，其致病基因来自携带者母亲；③由于交叉遗传，男患者的同胞、舅父、姨表兄弟、外甥中常见到患者，偶见外祖父发病，在此情况下，男患者的舅父一般正常；④由于男患者的子女都是正常的，所以代与代之间可见明显的不连续（隔代遗传）。

八、 Y 染色体连锁的疾病

Y 染色体遗传病，是一类患者后代中所有的男性都为患者的遗传病。这类遗传病的致病基因都在 Y 染色体上，患者都为男性，只在父子间遗传，故又称为限雄遗传。

女性的性染色体组成是两条 X 染色体，而男性是一条 X 染色体和一条 Y 染色体。这类遗传病的致病基因都在 Y 染色体上，所以 X 染色体中没有相对应的基因，没有显、隐性之分，所以患病的都是男性。常见的疾病有人类外耳道多毛症、鸭蹼病、箭猪病等。

Y 染色体连锁的疾病病例

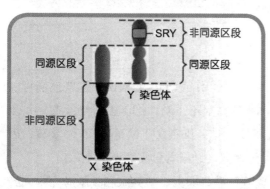

Y 染色体突变示意

外耳道多毛症是目前学者们公认的 Y 伴性遗传症状。患者的耳郭上长有长而硬的毛，患者全为男性，初生时外耳道即有绒毛状褐色霭毛，六岁后色泽转黑；青春期外耳道部位出现变长的黑色硬毛，长度为 2 毫米至 20 多毫米。外耳道多毛症全部表现为双侧性，且有

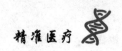

明显的对称性。多毛的部位常常见于外耳道口、耳轮缘和耳屏。仅见发生在耳郭的前面，而未见有长于耳郭背面者。耳毛最长可达到 4.5 厘米，有的呈卷曲状，还有部分络腮胡与之并存。这种病在印第安人中发现的较多，高加索人、澳大利亚土著人、日本人、尼日利亚人中也有少数发现。

箭猪病是一种很罕见的 Y 染色体伴性遗传症状的皮肤病，背上长出硬刺。

到目前为止，仅发现 Y 伴性遗传病 10 余种，这主要是因为 Y 染色体很小，其上的基因有限的缘故。

九、体细胞突变引发的疾病

体细胞突变是发生在正常机体细胞中的突变，比如发生在皮肤或器官中的突变，这样的突变不会传给后代。

肿瘤可以看作是在个体遗传素质的基础上，尤其是在个体对肿瘤的遗传易感性基础上，致癌因子引起细胞遗传物质结构或功能异常的结果。这种异常大多数不是由生殖细胞遗传得来，而是在体细胞中新发生的基因突变所致。发生突变的细胞在一些促癌因素的作用下发展为肿瘤。

在自然界，基因突变是经常发生的，突变如果发生在与细胞增殖有关的基因，就可能导致细胞摆脱正常的生长控制，表现出恶性细胞的表型性状。

体细胞突变引发癌变

许多致癌物都是致突变物。它们大多数能引起 DNA 的损伤。这些损伤可以修复，也可以导致细胞死亡。如果 DNA 的修复不正常，细胞虽可继续存活，但却成了潜在的癌细胞，例如在着色性干皮病中，细胞由于缺乏 DNA 修复酶，因而在 DNA 被紫外线损伤后不能正常切除修复，结果导致皮肤癌发生。

科学家研究发现，聚集于几百个乳腺、肺、卵巢、前列腺和胰腺肿瘤中大约

1500 个编码基因，有近 2600 个体细胞突变，包括 2400 多个过去未曾报道的。

体细胞突变学说认为癌症的单克隆起源（即癌症来源于单个改变了的细胞），大多数致癌物代谢转化为化学性质活泼的亲核或亲电子物质，且以 DNA 为关键性靶（形成加合物）。

遗传机制学派认为，环境致癌因素引起细胞基因的改变或外来基因整合到细胞基因中，从而导致癌变。癌症的发生是由于非基因改变机制（表现为遗传调控失常、细胞异常增生、免疫抑制、内分泌激素失调、过氧化物酶体增殖）引起的。

肿瘤相关基因分为四类：原癌基因、肿瘤抑制基因、程序性死亡有关的基因、肿瘤易感基因。

体内存在的肿瘤相关基因是癌症发生的内因，而环境致癌因素是癌症发生的外因。癌症涉及这些原癌基因的活化和肿瘤抑制基因的失活或纯合缺失。

十、多基因致病论

如果上述几种染色体畸形带来的病变我们称之为单基因病，那么还有一种是多基因病，所谓多基因病是指某种疾病的发生受两对以上等位基因的控制，它们的基本遗传规律也遵循孟德尔的遗传定律，但多基因遗传病除了决定于遗传因素之外，还受环境等多种复杂因素的影响，故也称多因子病。

多基因遗传病是在遗传因素和环境因素双重作用下发病，其中遗传因素所占的比重称为遗传度，遗传度越高表示遗传因素起的作用越大，反之环境因素所起作用大，完全由遗传因素决定的非常罕见。

多基因病是由多个基因与环境因子共同作用所引起的遗传性疾病。它包括由一个主基因和其他基因加上环境因子共同作用所引起，以及由相当多的微效基因共同参与加上环境因子所引起。其遗传方式复杂，很难在一个家族中确定正常个体和患病个体。只有对大量病人进行研究后，方能确

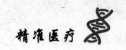

定遗传因子在多基因病发生中的作用。临床常见的多基因病有：消化性溃疡、原发性高血压、先天性心脏病、哮喘、精神分裂症、无脑儿、糖尿病等。

多基因遗传要点

(1)数量性状的遗传基础是两对以上基因。

(2)这些基因之间没有显、隐性的区别，而是共显性。

(3)每个基因对表型的影响很小，称为微效基因。

(4)微效基因具有累加效应，即一个基因对表型作用很小，但若干个基因共同作用，可对表型产生明显影响。

(5)每对基因的行为都遵循三大定律。

(6)不仅遗传因素起作用，环境因素也具有明显作用。

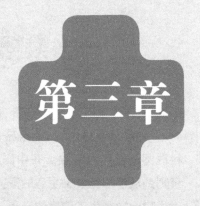

第三章

医疗新模式：精准医疗

　　通过对人类基因组的研究，人们似乎对生命的本质有了一定的了解，但是个人基因组的千差万别和致病原理以及一些特殊基因的功能还没有完全地搞清楚。为了对人类基因组先前的研究有个彻底的交代，或者是在人类基因组研究的基础上进一步深化基因的研究，加之传统医疗手段的致病理论的滞后和看病造成巨大的财力、物力浪费，伴随着基因测序技术的发展和基因测序成本的下降，美国率先提出了精准医疗的概念，于是各国跟风响应，各式精准医疗概念与模式纷纷诞生。

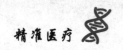

一、桑格首开基因组测序

1918年8月13日，桑格出生于英国格洛斯特郡，他的父亲是一名内科医师，曾作为传教士在中国短期工作，后因健康原因返回英国，他的母亲则是从事棉花加工生意的商人后代。桑格高中毕业进入剑桥大学学习后，对生物化学产生了浓厚的兴趣，决定成为一名科学家。

（一）成功测序胰岛素氨基酸序列

1944年，桑格在剑桥取得化学专业的博士学位，留校跟随正在研究胰岛素的生物化学系新任教授阿尔伯特·查尔斯·奇布诺尔开始了博士后研究，专注于胰岛素中氨基酸的测序的工作。在桑格涉足胰岛素研究之时，世界生物学界对于蛋白质的认知存在较大分歧，一种观点认为，蛋白质没有明确的化学组成和结构，而另一派则坚持认为蛋白质具有结构，并且可以通过化学方法测定氨基酸的排列顺序。

桑格以牛胰岛素作为样本，开始确定胰岛素分子中的51个氨基酸序列。他发现了一种标记蛋白质氨基末端的试剂，再逐个水解末端氨基酸，这使得他可以逐个检测水解下来的单个的氨基酸，进而推导出完整的胰岛素中氨基酸序列。1958年，桑格因为成功地测序了胰岛素的氨基酸序列而获得第一次诺贝尔奖。

中国科学院院士、分子生物学家洪国藩曾说"这是非常不容易的工作"。桑格在科学界对蛋白质的认识还很匮乏的情况下，不但明确回答了蛋白质具有结构，而且成为世界上第一个搞清楚其氨基酸排列顺序的人。

1965 年，我国科学家用人工方法合成了具有生物活性的结晶牛胰岛素，在世界上首次实现蛋白质的人工合成。中国科学家成功实现胰岛素的人工合成，反过来支持并证明了桑格蛋白质测序的正确性。

（二）对 DNA 测序的研究

桑格测定蛋白质序列的方法至今仍有应用，而他所使用的 2，4 - 二硝基氟苯此后被称为"桑格试剂"，该试剂与游离氨基的反应则被称为"桑格反应"。

20 世纪 70 年代，随着生命科学研究的深入，桑格将注意力转向 RNA 和 DNA 的测序研究。

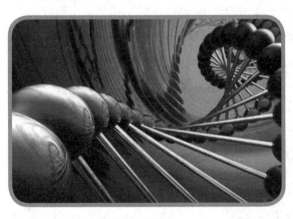

DNA 三维图

桑格最先想到了自己曾用于蛋白质测序的"拼图法"，但他很快发现这种手段在面对信息量庞大的 DNA 时毫无用武之地。最终，后来被称为"桑格法"的"双脱氧终止法"测序技术应运而生，他利用该技术成功定序出一种噬菌体的基因组序列。这也是科学家首次完成的基因组测序工作。1980 年，他因为 DNA 测序技术的贡献而赢得了第二次诺贝尔奖。

随着基因组研究的飞速发展，科学家开始想要破解上帝留给人类的基因"天书"。而作为第一代测序技术的"桑格法"，成为 1990 年正式启动的"人类基因组"计划得以顺利开展的关键。

致力于新一代测序仪研究的中科院北京基因组研究所副研究员任鲁风评价说，"桑格法"是一个里程碑式的 DNA 测序技术。

"桑格当之无愧地被称为'基因组学之父'，他的工作为人类读取和理解基因代码奠定了基础，彻底变革了生物学并极大促进了当今的医学发展。"

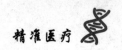

二、人类基因组计划

人类基因组是人类遗传物质（其化学本质是脱氧核糖核酸，简称 DNA）的总和，包含所有的基因序列及非基因序列。基因是生命遗传的基本单位，由 30 亿个碱基对组成的人类基因组大约有 2.5 万个基因。

很长一段时间内，人类通过逐个分离、克隆基因，研究其序列和表达产物的功能等。人类基因组计划，就是变零敲碎打、瞎子摸象式地逐个查找基因，为一次性将人体的所有基因进行系统性的测序和基因功能研究。

（一）人类基因组计划

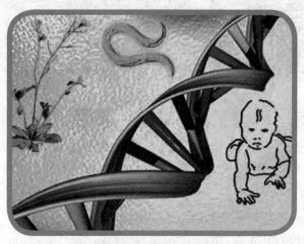

基因组计划宣传画

人类基因组计划是美国科学家于 1985 年率先提出的，被誉为生命科学的"登月"计划，旨在阐明人类基因组 30 亿个碱基对的序列，发现所有人类基因并搞清其在染色体上的位置，破译人类全部遗传信息，使人类第一次在分子水平上全面地认识自我。这一预算为 30 亿美元的计划，具体目标是为 30 亿个碱基对构成的人类基因组精确测序，找出所有人类基因并搞清其在 DNA 分子上的位置，绘制出完整的人类基因组图谱，从而最终弄清楚每种基因编码的蛋白质及其作用，破译出人类全部遗传信息。

（二）人类基因组计划实施

1990 年该计划在美国启动后，很快便得到国际科学界的重视，英国、日本、法国、德国和中国科学家先后加盟。各国所承担工作比例约为美国 54%、英国 33%、日本 7%、法国 2.8%、德国 2.2%、中国 1%。

在人类基因组图谱绘制过程中，人类基因组计划的科学家采用了两种不同的测序和分析方法。政府资助的国际人类基因组计划合作组采用了"克隆法"。先复制大段的人类基因序列，然后将它们绘制到基因组的适当区域，这种方法需要研究人员在早期把较多的时间和精力放到克隆和绘制草图上。而后来居上的塞莱拉公司的科学家采用的是"霰弹法"。这是一个高度依赖计算机化的方法，先把基因组 DNA 随机切成长度约为 2000 个碱基对、1 万个碱基对、5 万个碱基对的片段，随机分别测序后，用计算机技术识别毗邻片段，逐步进行类似马赛克组装到基因组上的正确位置。

以杨焕明院士为首的我国科学家，承担了人类 3 号染色体短臂上的一个大约 30 Mb 区域的测序任务，该区域约占人类基因组全部序列的 1%，因此简称"1%项目"。中国由此成为参与这一研究计划的唯一发展中国家。从此，我国在基因技术的研究和应用领域步入世界先进行列。

2000 年 6 月 26 日，时任美国总统的克林顿在白宫郑重宣布，"人类有史以来制作的最重要、最惊人的图谱——人类基因组草图完成"。

人类基因组是全人类的共同财富。国内外专家普遍认为，基因组序列图首次在分子层面上为人类提供了一份生命"说明书"，不仅奠定了人类认识自我的基石，推动了生命与医学科学的革命性进展，而且为全人类的健康带来了福音。

三、奥巴马吹响了精准医疗的冲锋号

继"人类基因组计划"之后，2015 年 1 月底，美国总统奥巴马在国情咨文演讲中宣布了一个生命科学领域新项目——精准医疗计划（Precision Medicine

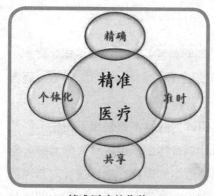

精准医疗的优势

Initiative），该计划致力于治愈癌症和糖尿病等疾病，目的是让所有人的健康相关个性化信息成为临床诊断和治疗的依据，从而大幅度提高人们的健康水平。根据该计划，美国第一年将从 2016 年财政预算中为精准医疗项目划拨 2.15 亿美元经费，以后逐年递增。

目前，癌症已经成为常见的疾病，它是美国以及全球其他地区主要的死亡原因之一。得益于 DNA 测序和癌症基因组图谱项目的突破，人们对引发癌症的分子变化的理解更加深入，对致癌基因组信息的理解已影响到了药物和治疗技术的设计过程，肿瘤治疗理所当然被选择成为精准医疗的优先目标。

精准医疗的后续目标是建立一个综合性的科学知识环境，把精准医疗实践规模扩大，提升对疾病风险评估、疾病机制把握以及许多疾病最佳治疗方案的预测，为健康和卫生保健等诸多领域带来大幅度的技术提升。

四、美国精准医疗的目标分解

（一）精准医疗项目——NIH

美国精准医疗项目拨款 1.3 亿美元给 NIH，基于该项目，2015 年 2 月 11 至 12 日，NIH 召开了为期两天的研讨会，涉及隐私、患者维权、医疗保健、流行病学、基因组学、移动医疗（mHealth）、计算机科学和信息技术等多个领域专家汇聚一堂参与了讨论，2000 余人观看了视频广播，超过 500 人通过 WebEx 向项目组成员提交意见和问题，会议就精准医疗的百万人群规模的医疗研究的挑战和机遇做了充分讨论。

1. 短期目标——癌症治疗

肿瘤治疗被选择成为精准医疗的优先目标。癌症是常见的疾病，它是美国以及全球其他地区主要的死亡原因。同时，人们对引发癌症的分子变化的理解更加深入，对致癌基因组信息的理解已影响到了药物和抗体设计过程，如药物伊马替尼（格列卫）抑制慢性骨髓性白血病两个基因融合后的酶发挥作用；药物crizotinib（Xalkori）靶向作用于遗传异常的间变性淋巴瘤激酶（ALK）基因。

基于以上内容，精准医疗短期目标将致力于癌症的预防与治疗：

（1）与制药公司合作开展临床试验，基于肿瘤的分子标志物测试靶向组合疗法。

（2）制订耐药性解决方案。

（3）使用"液体活检"血浆开发新方法来评估治疗反应以及抵抗可能的耐药性。

（4）发展新的肿瘤细胞模型预测药物组合反应并定义耐药机制。

2. 长期目标——健康管理

精准医疗进一步的目标是建立一个综合性的科学知识环境，把精准医疗实践规模扩大，提升对疾病风险评估、疾病机制把握以及许多疾病最佳治疗方案的预测，为健康和卫生保健等诸多领域带来最大利益。为了实现这一目标，该计划将：

（1）鼓励和支持新一代的科学家开发创造性的新方法，来检测、测量和分析范围广泛的生物医学信息——包括分子、基因、细胞、临床、行为、生理和环境参数，实现关键科学和医疗问题的应答网络。

（2）推出一百万以上的美国全国队列研究，以加深对健康和疾病的认识。

该项研究参与的志愿者将分享他们的基因信息和生物标本、电子医疗数据如化验结果和 MRI 扫描、生活数据如热量的消耗和环境的风险，通过移动医疗设备进行追踪，这将有助于研究人员了解基因组变化和其他健康因素如何影响疾病的发展。参与者将有权控制信息的共享程度，一方面获得自己的健康数据，另一方面也为公共大数据信息库添砖加瓦。

（二）精准医疗项目——NCI

精准医疗项目将资助美国癌症研究中心 (NCI)7000 万美元用于肿瘤基因组学研究，开发更加有效的肿瘤治疗方法。现在正是在精准医疗基础上建立新的国民癌症计划的好时机，目前，在先进的癌症中心，乳腺癌、肺癌、结肠直肠癌、黑素瘤及白血病患者正在定期进行分子测试。NCI 将设计更快更有效的癌症检测手段，以个性化癌症治疗为基础，扩大临床癌症试验，进行癌症探索，并在全国范

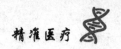

围内建立"癌症知识网络",及时分享创新技术,推动科学的发展。

具体地,NCI计划开展以下工作:

(1)开展大规模临床试验:癌症最有希望通过精准医学实现治疗,NCI将加大资金支持,提供两种不同的方法来推进精准医学临床试验。第一种方法是招募所有类型的癌症患者,然后根据患者的肿瘤特定遗传异常选择靶向药物。NCI目前已经建立了治疗选择分子分型(NCI-MATCH)项目,招收对标准治疗无反应的儿童和成人肿瘤患者。第二种方法体现在NCI肺癌-MAP研究,招募同一种类型的癌症患者,然后对患者基因组进行细分,定义成基因子集,每个子集使用不同的靶向药。这些试验有机会将基因组研究结果链接到临床数据,为癌症预防、早期诊断和早期干预确定新的战略。

(2)克服耐药性:对于癌症来说,不管是靶向治疗还是传统的化疗,最大的障碍就是耐药性,为了应对这一挑战,NCI将支持更多揭示耐药机制的研究用于以下方面。

①在诊断时获得组织的癌症发展模型,在复发时揭示耐治疗机制。

②在循环血液样品中分析肿瘤DNA和肿瘤细胞,开发预后和复发的检测方法。

③测试靶向药物组合使用的临床试验,寻找克服耐药性的方法。

(3)建立知识系统:NCI还将建立信息平台支持应对肿瘤治疗的基因数据信息,该知识体系包括遗传、生化、环境和临床数据,从患者角度来定义分子亚型,并确定癌症治疗和预后的方法。精准医学计划知识系统部分还有一部分是基于预期的"大数据"对精准药物试验构建预测模型,增加对治疗反应的精确度。

(4)NCI持续支持精准医学的项目有:

① NCI平移和治疗研究。

② NCI基因组学和癌症生物学研究。

③ NCI免疫学和免疫治疗研究。

④ NCI癌症成像研究。

(三)精准医疗项目——FDA

精准医疗项目资助FDA1000万美元用于获取新的专利和推进高质量数据库的开发,以保证监管机构在精准医疗和公共医疗保健方面的研究需求。FDA局长医学博士Margaret表示,FDA将响应总统奥巴马的精准医疗计划,鼓励将二代测序(Next Generation Sequencing,NGS)技术迅速转化为临床应用,同时,

FDA 将建立更加严格的审查管理机制，以确保该技术在医疗保健和公共卫生等领域能够持续、创新地发挥作用。为了实现技术上的革新，FDA 正在对 NGS 制定新评价体系，使 NGS 可以通过一次检验就能知道一个患者是否携带有遗传突变，医生可以从海量的基因信息中迅速地获取患者的遗传信息。检测结果可用于诊断某种疾病和评估患病风险，并且可以帮助医生和患者判断采用哪种治疗方式。NGS 结果的可信性和准确性是个体化医疗或者精准医疗快速发展的保证，但是这同样会给 FDA 在实现保护和促进公共健康的使命方面带来新的挑战。

（四）精准医疗项目——ONC

癌基因是英文 Oncogene 的译名，ONC 的意思是癌基因的缩写。精准医疗项目向 ONC 研究机构资助 500 万美元用于制定一系列的标准和要求，以保护隐私和跨系统数据交换安全。2015 年 3 月 10 日，美国健康和公众服务部 ONC 办公室隐私和安全工作组发出更新健康大数据审议，在支持已有的白宫健康大数据项目基础上，重点支持精准医疗计划。

五、中国式精准医疗已初具规模

自从美国宣布精准医疗计划以来，中国突然加大了对精准医疗的支持力度，在短短两个月内接连抛出里程碑式举措。

科技部召开"国家精准医疗战略专家会议"，组建 19 人专家委员会，并计划在 2030 年前投入 600 亿元。国家卫计委首次公布"肿瘤高通量基因测序临床应用试点单位名单"，20 家左右医疗机构入选，其速度超过医学界和资本界的预期。

两个重要举措虽然在美国之后，但与会专家认为，近年来中国在精准医疗领域并非从零开始，而是早已有所斩获，具有一定基础。

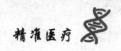

具体表现

（1）以高发病的诊断为例，清华大学教授程京院士说，结核病菌快速诊断、结核耐药检测、乙肝耐药检测、宫颈癌诊断、不明原因发热、腹泻以及细菌耐药性诊断方面已经走在了世界的前列。

（2）中国医学科学院院长曹雪涛院士认为，中国在应对传染病方面令国际刮目相看，"以 H7N9 为例，从病原体的鉴别和诊断、测序能力，一直到临床救治水平，中国表现优异，世界卫生组织（WHO）主席专门表扬了中国有效应对 H7N9"。

（3）针对癌症早期诊断，清华大学物理系教授薛平在"实时三维细胞分辨的光学 CT 影像"的发言中将 CT 技术比喻为"光学活检"，"相当于把显微镜直接放到人体内，目前最高分辨率的 CT 达到微米，这恰好是细胞的尺寸，并且可呈现出三维立体的影像。清华大学的这个技术在国际上引起了重视"。

（4）在外科手术领域，中国的肝脏移植水平位列世界第二位，据悉，浙江大学附属第一医院累计完成肝移植 1706 例。浙江大学附属第一医院院长郑树森称，肝移植过程中的胆道重建、血管重建等技术是中国式精准医疗的典范。

（5）浙江大学药学院陈枢青教授研究团队，几乎与哈佛大学医学院、凯瑟琳 - 斯隆癌症研究中心同步提出肿瘤新生抗原是区别正常细胞的核心生物标志物，建立了一整套基于肿瘤细胞和正常细胞对照测序的体细胞突变发现技术、基于体细胞突变的生物信息学分析发现新生抗原的技术、基于新生抗原的个体化抗体偶联药物的制备技术等一系列肿瘤精准治疗新技术，并提出 B2B（Bench to Bedside）医生团队的新型医疗模式。

（6）"2015 清华大学精准医学论坛"虽然没有邀请基因测序类企业，但中国的基因测序产业在近年呈现爆发式增长，已经形成了华大基因、达安基因、博奥生物、贝瑞和康、安诺优达、普世华康等一大批基因测序公司，这些公司在无创产前检测、癌症基因测序、肿瘤早期诊断、胚胎植入前筛查、罕见病筛查甚至微生物测序领域取得了一系列成果。利用单细胞测序技术，谢晓亮、乔杰、黄荷凤和陈子江等实施了胚胎植入前测序技术，成功阻断了患者祖祖辈辈挥之不去的遗传性疾病。

（7）此外，中科院生物技术专家委员会主任杨胜利在"基于大数据的精准医学"的发言中表示："与精准医疗密切相关的生物大数据、再生医学、免疫治疗、移动医疗等产业也陆续成型，为中国的精准医疗奠定了基础。"

六、中美精准医疗版本之别

美国总统奥巴马提出精准医疗计划后，中国人立即炸开了锅。很快地，2015 年 3 月，我国就成立"精准医疗战略专家组"。7 月 29 日，在央视新闻频道播出的《朝闻天下》及《新闻直播间》节目中，分别大篇幅地报道了"精准医疗"这一热门话题，并透露：中国正筹建自己的人群全基因组数据库和样本库，为精准医疗奠定基础。有消息称，在 2030 年前，中国精准医疗将投入 600 亿元。中国人已经做好了"同时起步与弯道超车"的准备。

（一）中美精准医疗的区别

普遍的观点认为，欧美国家的精准医疗大多围绕最难治愈的肿瘤、白血病基因测序和治疗开展，著名医学期刊《柳叶刀》曾刊文指出，50 年抗癌之战收获不大，胰腺癌五年生存率只有 4%，而抗癌药物支出每年增长 15%。

事实上，美国版"精准医学"中的关键词为基因测序、肿瘤、个性化，奥巴马曾这样解释，"把按基因匹配癌症疗法变得像输血匹配血型那样标准化，把找出正确的用药剂量变得像测量体温那样简单，总之，每次都给恰当的人在恰当的时间使用恰当的疗法。"

但从"2015 清华大学精准医学论坛"上，21 世纪经济报道记者发现，中国科学家眼中的精准医疗与美国存在较大差异。

在"会议指南"材料的第一页上体现了"清华系"的定义："精准医学是集合现代科技手段与传统医学方法，科学认知人体机能和疾病本质，以最有效、最安全、最经济的医疗服务获取个体和社会健康效益最大化的新型医学范畴。"

从中可以看出，美国强调的基因组、蛋白质组学等大多存在于分子层面，并以癌症等重大疾病为主要攻克对象；相比之下，"清华系"的定义更加宽泛，现代科技中不局限于分子层面，且加入了其他科技以及传统医学，并把有效与安全、

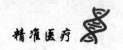
经济，个体与社会效益放在同等重要的地位。

（二）中国特色精准医疗

"我们现在虽然还不清楚美国要怎么做，但中国要有自信，不能盲目地跟风。"中国工程院院士程京强调。实际上，所有参会的发言人都认为，我国应发展具有中国特色、符合中国国情的精准医疗。

这个"国情"包括发病病种的巨大差异。程京举例，美国很少发生结核病、美国没有滥用抗生素、美国也不是肝病高发区，但中国却是上述三个病种的发病大国，如拥有 1.2 亿的乙肝患者和病毒携带者。

即使在肿瘤领域，中美之间也存在癌种差异，中国医学科学院副院长詹启敏在发言中提到，我国的癌症发病具有中国特色，西方国家的高发癌症是胃癌、前列腺癌、乳腺癌等，但我国除了肺癌以外，主要癌种为肝癌、胃癌、食管癌、结石肠癌等。

"其中，有四种肿瘤的死亡率位于世界第一位，肺癌占世界的 32%、胃癌 47%、肝癌和食管癌超过 50%。"詹启敏补充。

而在两位一线的院长看来，在中国的精准医疗中，外科手术应占有重要地位。北京清华长庚医院执行院长董家鸿表示，精准外科是一种基于高度确定性的外科实践，它以病灶清除、脏器保护和损伤控制三个要素的精确平衡，实现外科治疗的安全、高效和微创的多目标优化，最后达到病患康复最大化的目标。

浙江大学第一附属医院院长郑树森提到，该院于 2008 年推出的肝脏移植"杭州标准"受到国际认可，与之相关的手术应纳入精准医疗范畴。

七、精准医疗的核心

精准医疗的实质包括两方面，即精准诊断和精准治疗。在精准诊断方面，通过对病人临床信息资料的完整收集，对病人生物样本的完整采集，并通过基因测序、分析技术对病人分子层面信息进行收集，最后通过利用生物信息学分析工具对所有信息进行整合并分析，从而使得医生可以早期预测疾病的发生、可能的发展方向和疾病可能的结局，也就是我们所说的分子诊断。在形成精准的诊断后，就需要精准治疗。

对于医生来说，就是通过收集病人信息及样本并进行生物信息学分析后，为临床医生的临床决策提供"精确"支持和依据。对于病人来说，就是"精确"地告诉病人使用什么药物有效，有效率是多少；使用什么药物无效，使用了这种药物副反应有什么。

而在北京清华长庚医院执行院长董家鸿看来，精准医疗就是以科学的方法，选择适应的诊疗，达到医疗资源损害最小化、医疗耗费最小化、病患康复的最大化。在第十五届北京生命科学领域学术年会上，他指出，精准医疗的核心特征是确定性、预见性和可控性，基本策略是集成化、规范化以及个体化。他在接受记者采访时提出，医疗精准化将助力我国现代"大健康"体系建设。建设"大健康"体系，就要把疾病治疗的关口前移，重视疾病预防和健康管理，这和精准医疗是分不开的。在"大健康"时代，治疗疾病要寻根究底，在疾病发生发展的各个环节上实现系统防控和"精准"打击。

（一）要读懂精准医疗就必须明白这些

美国精准医疗计划的短期目标很接地气——加强精准医疗在癌症治疗上的应用。

美国国立卫生研究院主任弗朗西斯·柯林斯在《新英格兰医学杂志》上发表的一篇文章中指出，癌症是常见的疾病，随着人口老龄化进程的加快，它们已是美国以及全球其他地区主要的死亡原因。而癌症是一种基因组疾病，每种癌症都有自己的基因印记、肿瘤标记及不同的变异类型。许多靶向疗法已经或正在研发，其中有些已经为民众带来益处，效果显著。最新的癌症免疫疗法研究中也有迹象表明，肿瘤标记物能成为预测癌症的显著因子。

其实，在肿瘤治疗领域，精准医疗的效果早已有所体现，比如靶向治疗，相信很多癌症病人并不陌生。它的原理就是考虑每一个体健康的差异，制订个性化

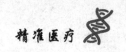

的预防和治疗方案。而个体差异由基因决定，所以只有精确了解自己的遗传和基因组学信息，个性化的预防和治疗才可能实现。

"由于胃癌患者的异质性大，为了最大程度上避免治疗不足及过度，我们急需精准医疗的出现。"季加孚指出，在精准医疗之前，常规化疗的有效率为70%，仍有30%无效，而在治疗前医生无法区分哪些病人可以从常规化疗方案中获益，也无法提前预测药物的副反应。但在精准医疗之后，医生可以在使用药物前，就知道病人是否可以从药物治疗中获益及相应的副反应，从而为病人提供精准的医疗服务。因此，一方面可以把握住病人的最佳治疗时机，另一方面也减轻了病人的经济负担。

（二）精准医疗的核心体现

1. 精准医疗一定是个性化的

在北京大学第一医院院长刘玉村看来，精准医疗的核心就是个性化的治疗。"某一个人得了肺癌，另一个人同样得了肺癌，两个人的年龄、综合背景都不一样，每个人的特质都不一样，决定了用同样的方法治疗同样的疾病在不同人身上会产生不同效果。现在能不能找到一个最佳的效果，就是所谓的精准。"刘玉村认为，精准靠的是对个体的绝对细致的分析，得到大量数据，再回过头去进行分析。这个过程需要理论，需要技术，更需要具体落在病人身上的措施。

2. 各医院提前布局精准医疗

对于未来精准医疗的判断，许多医院的院长们并不想落后：

北京大学第一医院正在寻求与社会资本合作共建研究中心，方向是研究精准医疗。

北大肿瘤医院已经在医院内部建立起了完整的数据存储系统，规范化的生物样本采集、存储系统，并辅助以生物信息学分析团队、良好临床及科研能力的临床团队，并有多项同精准医疗相关的临床研究正在进行中。季加孚指出，以上这些体系的建立与完善都是为病人提供更精准的诊断和治疗所服务的。

北京清华长庚医院正筹建清华大学精准医学研究院……

3. 采集信息将是精准医疗的首要工作

虽然精准医疗的前景形势一片大好，但实现的过程却极其复杂。美国国立卫生研究院主任弗朗西斯·柯林斯在文章中指出，该计划需要整合人类基因组学及技术、第二代测序技术、计算机生物学分析、医学信息学、临床信息学、疾病特异性动态标志物和网络、精准药物研发、毒性敏感监测、疗效依赖性治疗以及预测预后，从而精准地促进个体健康。他还提到，怎样采集、整合信息是首要的工作，并且处理这些信息的软件必须是简单易用的，数据必须是准确的，他认为"要实现这两点并不容易"。

虽然过程如此庞杂，但事实上美国已经做好了必要准备。从之前的"人类基因组计划"到"肿瘤基因组计划"，再到这次的"精准医疗计划"，美国其实是一步步走来的。这些年间，相关的技术、法律、社会保险体系以及医疗管理和人员培训，已经为这次计划做好了一定准备。

4.数据若无法共享将成精准医疗发展瓶颈

在这场围绕精准医疗展开的竞争中，中日友好医院院长王辰认为，应立足中国国情，积极开展基础研究、治疗方案优化研究，建立中国人疾病谱基因库，将我国拥有巨大的患者资源优势转化为促进临床诊疗技术进步的战略资源。由此建立中国的精准医疗数据基础，制定中国的精准医疗疾病诊疗标准、疾病预防和阻断标准，提高医疗的均等性、可及性和先进性，降低重大疾病的发病率、病死率和医疗费用，促进中国医疗事业的发展。

"数据共享、生物样本共享是精准医学发展的瓶颈。"中国医学科学院副院长、分子肿瘤学国家重点实验室主任詹启敏院士强调，在新型治疗、诊断技术的应用和产业化中，我国的法律法规还应进一步完善，成为动力而不是阻碍。

八、精准医疗的框架

早在人类基因组计划之后人们就提出了 4P 医疗，即预测、预防、参与以及个体化医疗，之后又有了第 5 个 P：精准（precision）医疗的概念。精准医疗的核心框架还是 4P 医疗，从群体医疗转变为针对每个人的个体化医疗。

中国医学发展，经历了初期的巫医到中医再到西医的发展过程。1970 年出现了稳态医学，把个体作为一个整体治疗，西医发展过程中逐渐走向群体医疗，

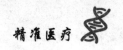

现在我们走向了精准医疗的时代，重新开始重视个体化。华大基因董事长汪建曾说，抛开西医诸多优点，西医将解剖学、基础物理化学发挥到极致，但是忽略了生命本身是不可分割的，需要用系统性、全局性的观点去研究生命体。现代医学技术基于解剖学、物理学和化学，例如核磁共振、超声等成像技术以及各种药物。目前的治疗没有达到个体化，以群体统计学作为治疗基础，忽略了个体差异。对每个人来说个体化最基本的标识是自身的基因序列。从基因、细胞到组织、器官、系统再到个体、群体甚至和环境相互作用构成了完整的系统，这是我们未来可以获得并研究的大数据。在其中各个层面上都将有很好的投资机会。目前大家最关注的公司所做的多集中在这些方面，例如干细胞制药、基因编辑制药、个体化用药等等。相信这个趋势还将持续相当长一段时间，未来将会有针对我们每个人遗传信息的最合适、最精准的医疗计划。

九、各具特色的精准医疗的概念

对于精准医疗，不同专家有不同的见解，这也许与自身的专业侧重点有关，仅从中国专家的精准医疗概念就可见一斑。

中国工程院院士詹启敏认为，精准医疗的内涵就是根据病人诊断信息，应用现代遗传技术、分子影像技术、生物信息技术，结合患者的生活环境和方式，实现精准的疾病分类和诊断，制订具有个性化的疾病预防和治疗方案。

国家千人计划专家任瑞宏教授认为，精准医疗更需要"精准医药"。他指出，如果通过测序发现了很多相关突变，分析出了病因，但是却没有应对药物或疗法，这样的结果显然不是大家想要的，因此，精准医疗还有最重要的一面，即研发精准医药。

中山大学糖尿病研究所所长翁建平指出，"经典循证医学"推荐采用标准化方案干预典型患者。而精准医疗是建立在经验和循证证据的基础上，应用信息技术，分析不同层次的信息，更深入了解疾病"发病进展"的每一个潜在影响因素，并给予准确的处置。

浙江大学陈枢青教授理解的精准医疗是指利用个人基因组、疾病体细胞突变信息等对疾病进行精确诊断，再依托靶向药物等技术进行精准治疗。与个体化医疗相比，精准医疗更重视病的深度特征和药的高度精准性，是在对人、病、药深度认识的基础上，形成的高水平医疗技术。

国家卫生计生委科技教育司司长秦怀金认为，"精准医疗"是将个体化医疗和大数据有机结合起来的一种复杂的医疗体系，光是依靠科技创新是不够的，还需要对准入和监管模式的创新。

通过上述各专家对精准医疗的不同解读，我们可以从不同的角度认识精准医疗。总之精准医疗就是以个体化医疗为基础，与基因组测序技术、生物信息、大数据交叉应用而形成的新型医学概念与医疗模式。其本质是通过基因组、蛋白质组等组学技术和医学前沿技术，对大样本人群与特定疾病类型进行生物标记物的分析与鉴定、验证与应用，从而精确寻找到疾病原因和治疗靶点，并对一种疾病的不同状态和过程进行精确分类，最终实现对疾病和特定患者进行个性化精准治疗的目的，提高疾病诊治与预防的效益，迈向精准医疗。

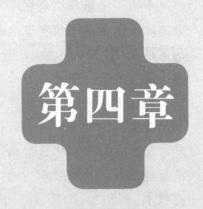

第四章

精准医疗的前提：基因检测

精准医疗的"精准"是指对疾病诊断的精准、对疾病预防和干预的精准、对疾病治疗的精准、对个人身体差异的精准、对疾病用药的精准，然而这一切的精准依靠的是基因组学和基因数据。所有的基因信息来源于基因检测的大数据，数据是基因检测的产物，因此一切的精准都来自于基因检测的精准，精准医疗从一定程度上随着基因检测的精准而精准，基因检测是精准医疗的前提。

一、基因测序技术的发展

从桑格开创基因测序技术至今，基因测序技术已经发展到第四代，关于桑格的第一代测序技术和第二代测序技术大家切实感受到了它们的好处。

（一）基因二代测序

第二代测序技术的核心思想是边合成边测序（Sequencing by Synthesis），即通过捕捉新合成的末端的标记来确定 DNA 的序列，现有的技术平台主要包括 Roche/454FLX、Illumina、Life Technologies 和 Pac Bio。

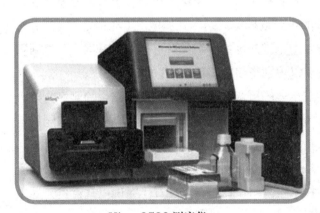

Hiseq2500 测序仪

在 Sanger 等测序方法的基础上，通过技术创新，用不同颜色的荧光标记四种不同的 dNTP，当 DNA 聚合酶合成互补链时，每添加一种 dNTP 就会释放出不同的荧光，根据捕捉的荧光信号并经过特定的计算机软件处理，从而获得待测 DNA 的序列信息。

第二代测序技术包括测序文库的构建、锚定桥接、预扩增、单碱基延伸测序、数据分析等操作过程的五个方面。

（二）基因三代测序

第三代基因测序技术即基于纳米孔的单分子读取技术，在纳米孔测序技术中，

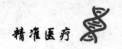

DNA 分子依靠核酸外切酶以一次一个碱基的速度通过小孔。这个酶能清楚地区分出 4 个 DNA 碱基编码，即 A、C、G、T，也可以检测出该碱基是否被甲基化，一个单孔能在大约 70 天左右测定一个完整的基因序列。纳米孔技术不需要荧光标记物并且很可能不需要进行扩增，能直接并快速地"读"出 DNA，同时足够廉价，使进行大量重复实验成为可能。纳米孔公司已经研发出包含几百个纳米孔的芯片，该芯片可以用在一台机器上，快速且廉价地为大量 DNA 排序。第三代基因测序技术虽然比第二代基因测序节省了时间，但是光学仪器管件增加了数据分析成本，费用相对还有提高。

金开瑞生物现引进华中地区首台第三代测序系统 PacBioRSII，提供第三代单分子实时测序技术，带来行业最高的一致准确性和最长的读长，让您能够快速经济地完成基因组组装、揭示并了解表观基因组，以及鉴定基因组变异，第三代测序系统 Pac Bio RS II 是基因组从头测序的最佳选择。

（三）基因四代测序

第四代测序技术，又称纳米孔测序技术，其原理十分容易理解：分子在通过纳米孔道时，会对通过纳米孔的电流或横穿过纳米孔的电流（隧穿电流）产生影响，而每种不同的分子通过时，对电流产生的影响具有可区别的差异。于是利用这种差异，纳米孔测序技术就可以识别基因中碱基（对）的排列顺序。

第四代测序技术是真正实现单分子检测和电子传导检测相结合的测序方法，完全摆脱了洗脱过程、PCR 扩增过程。作为最有希望实现 1000 美元基因组甚至 100 美元基因组的技术，纳米孔技术具有超高读长、高通量、更少的测序时间和更为简单的数据分析，实现了从低读长到超高读长、从光学检测到电子传导检测的双重跨越。一旦第四代测序技术投入市场，将有望在几小时内以几百美元的成本完成全基因组测序。

众多基因测序公司和投资人都把目光聚焦在了第四代测序领域。2015 年 6 月，罗氏公司以 3.5 亿美元价格收购了美国纳米孔测序公司 Genia Technologies；同在 6 月，罗氏公司联合风投共同投资美国纳米孔测序公司 Stratos Genomics 1500 万美元。罗氏公司还与 IBM 公司共同研发固态纳米孔技术。而 Illumina 和 Lifetech 也在着力发展或投资纳米孔测序技术。

二、基因测序成本迅速下降

Sanger 测序方法的优点是结果准确，缺点是只能针对一段不太长的序列进行测定。如果用于全基因组测序的话，成本很高、效率很低。目前它通常用于与疾病有关的特定基因突变的检测。对于没有明确候选基因或候选基因数量较多的大样本病例筛查，最好使用二代测序技术。Sanger 测序也不能检测出大片段缺失或拷贝数变异等基因突变的类型，因此对于一些与此相关的遗传性疾病还不能做出基因学诊断。

（一）测序成本的适当下降

伴随着对基因的认识和研究的不断深入，二代测序技术应运而生，其具有通量大、时间短、精确度高和信息量丰富等优点，突显出遗传学对基因组研究、人类健康和社会认知的影响。二代测序技术主要包括全基因组重测序（Whole-Genome Sequencing，WGS）、全外显子组测序（Whole-Exome Sequencing，WES）和目标区域测序（Targeted Regions Sequencing，TRS），而这些不同的测序技术在测序范围、数据分析量以及测序费用和时间等方面又有很大差别，如果选择适合的方法，对于临床诊断和科学研究将起到事半功倍的作用。但是基因检测费用相对昂贵，动辄要上百万美元。

Illumina 是生物芯片领域的领头企业，1998 年成立于美国 San Diego，CA，2000 年在美国纳斯达克挂牌上市。其核心的 Beads Array 技术用于国际人类基因组单体型图计划中 SNP 基因分型，在该计划中贡献了 70% 的数据，在中国承担的 10% 项目中贡献了 90% 以上的数据。

2005 年以来，随着全基因组关联分析（即 GWAS）的开展，Illumina 公司的全基因组 SNP 基因分型芯片得到全世界生命科学研究人员的广泛使用。Hiseq2500 测序仪是世界最先进的高通量测序平台，Illumina 新一代测序技术可

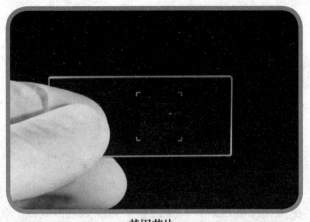
基因芯片

以高通量、并行对核酸片段进行深度测序，测序的技术原理是采用可逆性末端边合成边测序反应，在 RNA 水平上进行基因的表达测序分析，准确检测基因表达量和表达片段的序列信息；将 DNA 处理后，可以对基因组甲基化水平进行检测，从表观遗传学角度对影响基因表达的因素进行分析；利用转录因子的抗体对 DNA 进行处理，寻找转录因子影响的 DNA 序列信息，定位影响基因表达的片段；利用该技术，可以对任何物种（包括动物、植物、细菌、病毒、寄生虫等）在 DNA 水平上进行全基因组测序、基因组靶向区域测序，检测基因组范围内的遗传变异或多态性，在细菌、病毒等病原溯源上分辨率最高；将个人基因组测序的成本从 100 万美元下降到目前的 1000 美元。

Life Technologies 公司（纳斯达克股票代码：LIFE）是一家全球性生物技术公司，为 160 多个国家 / 地区的客户提供创新解决方案来解决当今的科学难题。Life Technologies 公司研发的 IonProton ™ 基因测序仪采用了新一代半导体测序技术。此前推出的同样基于这一技术的个人化操作基因组测序仪 (PGM)，已成为全球销售最快的测序仪之一。Ion 技术拥有快速、简单及可扩展等特征，能有效推进临床研究在癌症及遗传性疾病等诊断中的发展。

（二）中国基因测序技术处于领先水平

全球最大的基因组学研发机构华大基因发布了其自主研发的新型桌面化测序系统 BGISEQ - 500。该仪器是华大基因继 2015 年 6 月推出"超级测序仪"——Revolocity 之后的第二款测序系统。BGISEQ - 500 是一套小巧的集成式桌面测序解决方案，具有精准、简易、快速、灵活、经济的特点。该系统基于原有 CG 技术基础优化而成，个人基因组检测精度达到了 99.99%，完全满足临床需求，达到了国际领先水平。

BGISEQ – 500 见证了人类基因组计划实施以来一个新时代的开启，将推动以基因作为支撑的生命科学、生物产业甚至生命经济的发展，用低廉的成本和高质量、高通量的测序平台，真正实现人类基因组计划实施以来科学家们的梦想。

2015 年 8 月 7 日，由中科紫鑫举办的 BIGIS 二代测序系统推介会于北京锦江富园大酒店圆满落幕。中科紫鑫向业界人士详细介绍了拥有国产自主知识产权的 BIGIS 二代测序系统，BIGIS 二代测序系统的出现打破了基因测序仪器及试剂耗材严重依赖进口的局面，为国内测序成本的降低提供了可靠保障，让测序变得更加简单，人均费用有可能降到 1000 元以内。

三、全外显子测序

全外显子测序是指对实际上与编码蛋白质相关的 1.5% 的基因组测序。这个测序过程是帮助我们寻找功能性的变异，是因为它们影响与疾病直接相关的编码蛋白质的结构和功能。

全基因组测序会打包测定大量尚未理解意义的数据，由于测序成本还很高，一种节约成本提高效率的方式，是只测我们目前主要能够读懂的部分，即外显子区域，这样同样的测序深度，可以节约 90% 的费用。由于外显子测序的低费用和快速完成，使其近来很受欢迎，成为破解疾病的首选方法。借助外显子测序确定了以前不明根源的各种各样罕见的孟德尔病、数种癌症，如卵巢透明细胞癌和葡萄膜黑色素瘤，通过外显子测序确定了关键的突变。发现病因的努力也扩展到不明原因的智力障碍、脑畸形，甚至西藏人适应高海拔的能力等。

外显子测序的结果解释仍然会遇到具体突变位点的功能解读问题。最好的确定该基因变异是否起作用的方法是繁殖有基因变异的小鼠（即直系同源基因变异，也就是老鼠的基因突变与人的基因突变相同），观察老鼠是否将疾病的显型概括表现。很少有其他形式的试验能被支持或证实并得以接受。

电脑可模拟预测某物质的编码变异是否显著改变蛋白质的结构或结合特性

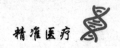

（如破坏酶的催化部位——本质上起作用的部位）。对外显子以外的基因部分，我们迄今尚无办法预知基因组常规变化的功能。

但是外显子测序并非没有缺点。这个方法并非"无预先假设，测序有效的前提是基因突变存在于外显子中"。真正要在遗传性疾病中解决问题，需要开展全基因组测序。

四、全基因组测序

当全基因组测序进入实用阶段，从中可以了解到很多东西，基因组相关的健康和疾病的检测会越来越容易实施。但是，目前的全基因组测序技术尚为起步，还在发展之中。二代测序虽然把成本降到了 1000 美元，可是，小片段拼接的技术本身为重复序列、融合基因序列、拷贝数多态性等的准确测定带来阻碍。

（一）全基因组测序的不足

（1）全基因组测序精确度还有缺陷。测序设备的精确度是测序覆盖的深度所决定的，这个测序深度是指测序时，被测基因组上平均单个碱基被测到的次数。如果平均是 40 次，这就是通常认为的测序深度，应该记住，这只是一个平均值，有些碱基可能被测序 100 次，而其他的可能只有 10 次。但在"饱和"点上，进一步的深度测序并不能根本或实质性地提高精准度。

（2）另一个关键的测序的度量标准是指测序阅读长度。到目前为止，已经可以对几百个碱基对并行测序。但寻找插入和缺失 (InDels)、拷贝数变异 (CNVs)、染色体倒位诸如此类的结构变异时，短片段的测序阅读毫无意义，甚至会起误导作用。要寻找的罕见的基因变异，人群中只有不到百分之一甚至比这低得多的发生率。例如：如果寻找在人群中只有千分之一发生率的变异，测序的精确度为

99%，30亿个碱基对的测序假阳性率为1%，就会出现300万个碱基对的假阳性变异。因此，确切地被发现的罕见变异的数量也达300万，意味着所有阳性发现中有一半是假阳性。

（3）从精确度、覆盖深度、阅读长度、测序能力和成本看，测序成功还只是开始，深入解析才是限速步骤。如果每个人的基因组测序覆盖是30次，就需要处理多达900亿的碱基对数据。当然，测序是分段进行的，随后待整合后再与参考基因组对照，与已知的功能性变异比对注释。接下来"数量分析专家"（新型数学专家）会接手，将基因分析、计算生物学和信息学用于找到有意义的发现，将原始的测序数据转变为真正的功能信息。典型的人类基因组测序与对照参考基因组对比出现约300万个基因序列变异。

（二）全基因组测序的重要意义

但是不可否认人类全基因组测序的重要意义。全基因组测序主要应用于癌症。对肿瘤和生殖细胞DNA（germline DNA）进行配对测序，已找到若干癌症的驱动突变。白血病和几种实体肿瘤，包括肺癌、乳腺癌和胰腺癌，已被测序。对于小细胞肺癌，全基因组测序确定的信号与烟草暴露相关。全基因组测序也用于家族中有四人患有米勒综合征（Miller Syndrome）的情况，发现这种罕见的孟德尔性状的疾病超出外显子测序的序列范围。全基因组测序还用于在特定家族中寻找夏-马-度病（Charcot-Marie-Tooth，遗传性运动感觉神经病）的基因缺陷，以及用于研究患多发性硬化症的同卵双胞胎的发病差异（一个发病，一个未发病）。人类基因组太复杂了，科学对它的研究将会继续深入。

五、基因检测可以发现基因位点突变

基因测序可以发现基因位点突变。

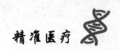
（一）镰状红细胞贫血病

镰状红细胞贫血是 1949 年世界上最早发现的分子病，由此开创了疾病分子生物学时代。镰状红细胞贫血是一种常染色体隐性遗传血红蛋白 (Hb) 病。临床表现为慢性溶血性贫血、易感染和再发性疼痛危象以致慢性局部缺血导致器官组织损害。多发生在婴儿身上，患者出生半年后，症状和体征逐渐出现，易发生感染尤其是肺炎球菌性感染，以及患有贫血、黄疸和肝、脾大，心、肺功能常受损，出现充血性心力衰竭。肾脏渗尿、血尿、多尿，部分患者发展为肾病综合征、肾功能衰竭。骨质疏松导致脊柱变形呈双凹形或鱼嘴形，股骨头无菌性坏死，而另一方面骨骼梗死又可导致骨小梁增加和骨质硬化。眼部症状由视网膜梗死、眼底出血、视网膜脱离等病变引起。神经系统表现有脑血栓形成、蛛网膜下隙出血。男性患者可能有性功能不全、下肢皮肤慢性溃疡等常见的体征。该病严重危害母子健康，可使胎儿死亡率达 5%，孕妇死亡率达 4.62%。

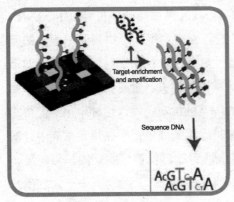

基因位点的变化示意

镰状红细胞贫血病的基因诊断可采用 PCR——限制性内切酶谱分析法，先用 PCR 从患者基因组 DNA 扩增含突变位点的血红蛋白基因片段，再选择适当的限制性内切酶水解 PCR 产物，根据酶切产物在电泳图谱上的片段数量和大小做出判断，也可用特异的寡核苷酸探针进行 Southern 印记杂交分析，根据杂交图谱做出判断。

（二）镰状红细胞贫血病基因位点变化

通过基因测序发现：其分子病理是基因发生单一碱基突变，正常基因第 6 个密码子为 GAG，编译谷氨酸，突变后变为 GTG，编译缬氨酸，这种单个氨基酸的替代即形成 HbS。在临床上，血红蛋白 S 病有 3 种主要形式：①纯合子状态，即镰状红细胞贫血；②杂合子状态，即镰状红细胞性状；③血红蛋白 S 与其他异常血红蛋白的双杂合子状态，包括血红蛋白 S 血红蛋白生成障碍性贫血、血红蛋白 C 病、血红蛋白 D 病等。在脱氧状态下，HbS 的溶解度为脱氧 HbA 的

1/40。因此脱氧可使红细胞僵硬变形，形成镰刀状。

研究发现如果夫妇双方都是镰状红细胞性贫血基因的携带者，他们的子女就会有 25% 的可能是重型镰状红细胞性贫血，50% 的可能是轻型镰状红细胞性贫血。目前全球有 5000 万人面临镰状红细胞性贫血威胁。仅非洲每年就有 30 万新生儿是镰状红细胞性贫血基因的携带者，其中 50% 不到 5 岁就夭折了。

本病的遗传特点提供了防止遗传病儿出生的方法，第一避免携带者之间联姻，第二对携带者的胎儿进行产检前检查，可以通过孕妇羊水穿刺获取胎儿细胞，分析胎儿 DNA 以确定胎儿是否患病。这种方法安全可靠，若提示 HbSS 或 HbAS，可采取必要措施，让该遗传病在家族中彻底断根。

对于纯合子患者，目前尚无针对病因的治疗方法。临床主要是预防缺氧、脱水和感染。

一个基因位点可以改变命运！

六、基因检测可以发现单个基因突变

基因检测可发现单个基因突变。

（一）杜氏肌营养不良症

杜氏肌营养不良是一种 X 染色体隐性遗传疾病，是指一组以进行性加重的肌无力和支配运动的肌肉变性为特征的遗传性疾病群，主要发生于男孩。据统计，全球平均每 3500 个新生男婴中就有一人罹患此病。

临床特征为进行性四肢骨骼肌萎缩，小腿腓肠肌假性肥大。不仅肌肉运动障碍，而且引起脊柱侧弯、认知功能障碍，以及泌尿系统疾病、呼吸系统疾病和心脏病等多系统疾病。患者一般出生时正常，3 ～ 5 岁开始显示临床症状（四

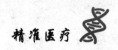

肢无力，爬楼困难），12 岁左右坐轮椅，20 岁左右死于呼吸和循环衰竭。

（二）杜氏肌营养不良症的基因突变

近十几年来，由于电子显微镜技术的应用，遗传基因、生物化学、组织化学、酶学等研究进展迅速，对肌营养不良症的病态研究正在以 Duchenne 型肌营养不良为中心逐渐深入。X 染色体隐性遗传的 Duchenne 型和良性的 Becker 型，即通常说的杜氏肌营养不良（DMD）和贝氏肌营养不良（BMD）两种。

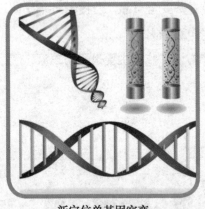

新定位单基因突变

随着现代基因测序的发展，知道了该病源于患者的抗肌萎缩蛋白（Dystrophin）异常，该基因定位于 Xp21.1（短臂），有 79 个外显子，是人类所有基因中最大的一个基因。该基因的缺失、重复或点突变，会造成患者无法合成正常的抗肌萎缩蛋白，致使肌细胞膜失去完整骨架、肌细胞膜损伤、肌肉细胞进行性破坏。DMD 患者的肌肉病理无抗肌萎缩蛋白的表达，BMD 抗肌萎缩蛋白表达不全，因此，BMD 病人比 DMD 病人表现轻，发展相对缓慢，寿命比 DMD 病人更长。该病 65% 由上一代遗传，还有 35% 为个体突变。发病率通常达到活产男婴的 1/3500，我国每年新增 3000 名 DMD/BMD 病人，患者总数约 10 万人。

一个基因可以决定一个命运！

七、基因检测可以检测到易感基因

基因测序可以发现易感基因。

（一）易感基因

大多数疾病是多种环境因素和遗传体质共同作用的结果；对健康不利的遗传体质所对应的一些与疾病发生相关的基因型，我们就称之为疾病易感基因。

通过基因检测发现，普通人对糖尿病的抵抗力是有一个标准的。而人和人之间对抗疾病的能力不同，如果我们将正常的人的 DNA 提取出来进行分析，发现它的序列中第三、四位碱基分别为 "A" 和 "G"。但是有些人，他们的基因序列就不一样，其第三、四位碱基分别是 "T" 和 "A"。研究发现，拥有第三、四位碱基改变的那些人对糖尿病表现出与普通人相对而言比较低的抵抗力。换句话说，在相同的环境条件下，他们比一般人更容易患上糖尿病，那么这些人所对应的该疾病的相关基因就叫作疾病易感基因。另外除了碱基的改变，还有碱基的异位、缺失等都可以形成疾病易感基因。

（二）易感基因受环境的影响

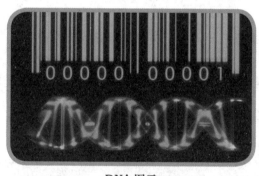

DNA 图示

基因检测发现大多数肿瘤的发生是在易感基因的基础上，进一步发生体细胞突变的结果。癌的发生可以观察到细胞内一系列的分子变化，包括许多癌基因的突变激活和抑癌基因的突变失活。因此，具有保护作用的基因，如代谢酶类基因的多态性活性决定了个体承受环境致癌物质的能力，免疫功能类的基因多态性决定了自身清除变异细胞的能力，受体基因的多态性决定了细胞受攻击时的抗打击能力。这些能力决定了个体的身体素质，也就是决定个体健康状况的内因。不同生活环境、不同生活方式，就是决定个体健康状况的外因。

肺癌是一种发生于支气管黏膜上皮的恶性肿瘤，分为非小细胞肺癌与小细胞肺癌，其中85％为非小细胞肺癌。肺癌发病率男性高于女性，长期吸烟是诱发肺癌的一个重要因素。

2010 年，英国剑桥桑格研究中心的自身对照细胞的全基因组测序结果显示：

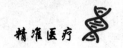

一个肺癌患者的肿瘤细胞含有 22 910 个体细胞突变，其中 134 个分布在编码蛋白质的区域，内含子区域有 6463 个，基因区域之外 16 131 个，65 个插入或丢失序列和 58 个重排序列。这是人类在基因测序成本下降之后，第一次对同一个人的不同组织细胞，进行全基因组对照测序的结果，证实了长期以来肿瘤学家提出的肿瘤体细胞突变学说和肿瘤发生的二次打击学说。同时也第一次从实验数据层面，提供了人体细胞中基因组存在微小差别的直接证据。

易感基因的发现告诉我们合理规避易感基因的外部因素很重要，不要看到别人吸烟、喝酒或熬夜就以为你也可以。人的身体素质不同，反应的结果就不同。所以说"没有金刚钻别揽瓷器活，要享受不良嗜好，还得有一套好基因"。

八、基因检测可以发现药效作用的不同

同样的药物在不同人身上的效果是不一样的，这就是所谓的药物使用个体差异。据统计我国每年有约 20 万人因药物使用不当而死亡，160 万人因药物使用不当而住院。这其实是基因多态性决定的。

决定药物作用个体差异的基因多态性主要有以下几类。①药物作用靶点的基因多态性，决定了药物是否能够和靶点结合，如维生素 K 环氧化物还原酶亚基 1 (VKORC1) 是华法林作用靶点，启动子区−1639G>A 突变，导致人体对药物敏感性增加，必须降低剂量以防不良反应。②药物代谢酶的基因多态性能够决定药物进入人体后被代谢的速度，如大量临床研究发现，药物代谢酶 CYP2D6 发生基因突变的个体，在相同药物剂量下，所介导的高血压药物美托洛尔，在突变型纯合子中的血药浓度比野生型纯合子高 3 ～ 60 倍。药物转运体基因的多态性决定了药物的吸收、排泄以及在组织中的分布，还决定了药物的耐药性，如药物转运体 OATP1B1 基因型 388A → G 突变会大幅度降低高血压药物缬沙坦的血压浓度。③具有药物诱导作用的核受体的基因多态性，其能够决定一种药物长期使用时，代谢这种药物的酶活性会被诱导，同等剂量的药物会出现药效越来越低的现象，如环孢素 A 可以通过 PXR 诱导药物代谢酶 CYP3A4 的表达，进而加速环孢素 A 的代谢等。

乳腺癌是女性最常见的恶性肿瘤之一。乳腺是由皮肤、纤维组织、乳腺腺体和脂肪组成的，乳腺癌是发生在乳腺上皮组织的恶性肿瘤。乳腺癌中 99% 发生在女性，男性仅占 1%。它的发病常与遗传有关，而且 40 ～ 60 岁之间、绝经期前后的妇女发病率较高。仅 1% ～ 2% 的乳腺患者是男性。

陈晓旭因扮演《红楼梦》中的林黛玉成为家喻户晓的明星，其扮演的林黛玉更被喻为不可超越的荧幕形象。之后的几部戏都没能让她的演艺事业更上一层楼，于是她投身广告界，成了一个商人，后又离奇出家。2007 年 5 月陈晓旭因乳腺癌在深圳去世，年仅 42 岁。

叶凡曾在六十多部电视剧中演唱主题曲或片尾曲，是大家非常喜爱的影视歌曲专业户。2003 年，叶凡被确诊为乳腺癌。2007 年 11 月 27 日叶凡在广州医治无效逝世，年仅 37 岁。

美国前总统里根的夫人南希，1987 年被确诊患上乳腺癌。她没有选择乳房肿瘤切除术，而是立即接受了乳房切除术。尽管美国民众对她褒贬不一，但她与里根的美满婚姻仍成为一段广为人知的"白宫经典"。

澳洲最著名的流行天后凯莉·米洛，以其性感的臀部风靡世界，是名副其实的"美臀女王"。2005 年 17 日下午公布其患有早期乳腺癌，立即引起了澳大利亚全国的关注，所幸发现较早，治愈希望甚大，经过治疗后已经重返舞台。

同样是乳腺癌患者，接受同样的化疗，有的肿瘤迅速缩小，有的没有治疗效果。原因就是每个人基因组不同，这些需要早期的基因测序才能完成。

即使使用同样药物，每个人的效果也不一样。精准医疗中"精准"的一个重要体现就是关注病人的个性化差异。

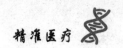

九、基因检测在基因诊断方面的综合应用

　　人类所有疾病都直接、间接与基因有关，从某种意义上讲都是基因病，要找到基因致病的原因就需要基因检测，通过基因检测后的比对、筛查，都可以从基因病变中找出病因。根据基因检测的结果和数据分析，可以把疾病分为三大类：第一类为单基因遗传病，这类疾病已发现有 6000 余种，其主要病因是某一特定基因的结构发生改变，如亨廷顿氏舞蹈病、苯丙酮尿症、血友病、镰状红细胞贫血、红绿色盲等；第二类为多基因病，这类疾病的发生涉及两个或两个以上基因的结构或表达调控的改变，如高血压、冠心病、糖尿病、哮喘病、骨质疏松症、神经性疾病、原发性癫痫、肿瘤等；第三类为获得性基因病，这类疾病由病原微生物通过感染将其基因入侵到宿主基因而引起。

（一）基因检测的应用表现

　　基因诊断可以说是基因检测具体应用的一个重要方面，一是通过检测特定基因或者相关疾病基因的存在来判断和评估某种疾病在某一个体上发生的风险，并设法预防这种疾病的发生；二是通过基因诊断更精确地判断某些遗传病、传染病或肿瘤、艾滋病等疾病的存在，以利于临床医生尽早确定病因，及时治疗，达到根治；三是通过基因诊断促使个性化药物的诞生，可以说基因诊断将使现在对病症的诊断发展到对病因的诊断；另外，基因诊断技术不仅在疾病检测上具有重要意义，而且在婚前检查、产前诊断、亲子鉴定等方面也有广阔的应用前景。

（二）基因检测是关键

　　不论哪类诊断，诊断的关键是"早"，可是很多致病基因并不是生下来就表现，只有在患者发病时才知道。基因诊断可以在出生时，甚至在出生前，进行风险预测，因为这种"病不病"的可能性，有的早已存在于一个人的基因蓝图上了。如果发现某人有异常基因，最起码可以让他预先避开有害的环境因素，例如已知某人先天具有易患冠心病的体质，那么可以在他很小的时候就告诫他避开高脂肪食物；同样，容易酒精中毒的人也可以早获警告远离酒精。

凭借基因检测为手段的基因诊断，以其极高的特异性和敏感性，使人们实现对疾病本质的认识，实现真正意义上的早期诊断，成为"预测医学"和"预防医学"的有力手段。随着生命科学和信息技术的融合，基因诊断的可信度和实用性将不断提高。

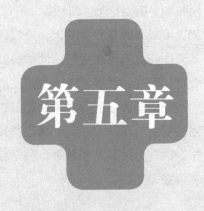

第五章

精准医疗的基础：基因诊断

　　分子生物学认为：生殖系突变决定了体质基础，体细胞突变决定了疾病进程。生殖系突变存在于身体中每一个细胞，而体细胞突变只存在于身体中部分细胞。这就指明了精准医疗对难治性疾病的攻克方向。基于肿瘤的单克隆起源理论，肿瘤组织必定是同一个肿瘤细胞的后代，驱动突变必定存在于每一个肿瘤细胞，驱动突变形成了肿瘤细胞与正常细胞的分水岭。突变基因是通过突变蛋白来影响细胞功能的，突变蛋白会形成新生抗原，新生抗原是肿瘤细胞最容易辨认的"小辫子"。基于基因测序技术的肿瘤新生抗原发现、鉴定、验证和应用，即将成为临床肿瘤诊断和治疗的新技术，并为肿瘤的治疗带来前所未有的进步。

一、精准医疗的变革

精准医疗要做到三个正确，正确的病人、正确的剂量、正确的药物。精准医疗将在攻克癌症、医疗模式新革命、医疗大数据等方面改变着人们的生活。

在我国，肿瘤无论在城市还是农村，都占死亡原因的前列。而精准医疗将带来肿瘤治疗的新时代，肿瘤将来会逐渐被攻克，变成高血压、糖尿病这样的慢性病，病人可以长期带瘤存活并有较好的生存质量，这个目标已经越来越接近。

（一）正确的疾病分析

针对癌症这样的复杂性疾病，个性化药物治疗是关键。肿瘤高度异质性的特征决定了精准医疗的重要性。过去表观相似、被当作同一种癌症治疗的肿瘤，其实在现代分子生物学分析手段下，会发现很多种亚型。不同亚型需要不同治疗手段才能起效。而传统诊疗方法化疗剂量过大、有效率低，容易产生耐药性，盲目用药导致药物中很多成分没有疗效，还会起副作用。

（二）正确的药物及治疗

用基因测序的方法找到癌症患者基因突变的靶标，再辅以有针对性的化疗药物进行"精确打击"，然后通过疗效监控标志物，精准跟踪治疗效果，以便随时调整治疗方案，这就是现在典型的精准医疗治疗肿瘤的过程。这样的精准治疗，可以代替目前肿瘤治疗中的放疗、化疗、手术等地毯式轰炸手段，不仅可以提高治疗效率，还能降低患者痛苦程度，减轻其经济负担。

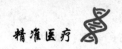

（三）精准医疗的模式

精准医疗将从根本上改变目前的就医模式：你会被检测出某些致病基因，从而知道未来可能会患哪些疾病，更好地进行预防；一旦患有某种疾病，你将被及时诊断出准确具体的疾病亚型，得到最合适的药物，并在最佳剂量、最小副作用、最精准用药时间的前提下用药；用药后，药物分子是否对致病基因起到作用，也将得到更快、更精确的评估，以便医生及时调整治疗方案，不会贻误病情。

电子技术、基因技术、信息技术给我们的研究提供了更多的手段，从组学的角度，通过整体的角度，去阐述现在复杂的疾病，从而提供精准的判断和诊疗。精准医疗的最终目标是以最小化的医源性损害、最低化的医疗资源耗费来获得最大化的治病效益。

当代精准医疗发展的基础，是建立大量人群的全基因组数据库。新一代科学家将开发创造性的新方法来检测、测量和分析范围广泛的生物医学信息——包括分子、基因、细胞、临床、行为、生理和环境参数。在大数据库的基础上，才能加深人类对疾病的理解，如疾病的起源和发病机制、预防和治疗，为精准医疗奠定广泛而坚实的基础。

以个体化医疗为基础，随着基因组测序技术快速进步和生物信息与大数据科学的交叉应用而发展起来的精准医疗，正在成为新世纪人类医学研究计划中最具雄心和希望的部分。

二、精准医疗早期诊断新突破

精准医疗不仅是治疗，还体现在早期疾病的诊断上，通过对基因的检测以及基因测序对疾病的预知和干预来实现。

（一）先天性脊柱侧凸重要致病基因锁定

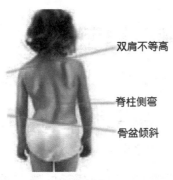

双肩不等高

脊柱侧弯

骨盆倾斜

先天性脊柱侧凸

先天性脊柱侧凸（CS）是由于胚胎期脊柱发育异常导致的三维畸形，是造成青少年残疾的主要疾病之一，具有进展快、畸形重、并发症多等特点。

采用先进的比较基因组杂交芯片技术，解析了先天性脊柱侧凸患者的全基因组拷贝数变异，发现散发先天性脊柱侧凸患者的基因组 16p11.2 区域内存在大片段的 DNA 缺失，并将缺失区域内的 TBX6 基因确认为致病基因。

在机制探寻中发现，TBX6 基因的缺失、无义或移码等不同形式的无效变异本身还不足以导致先天性脊柱侧凸，通常需要联合一个常见的 TBX6 亚效等位基因来共同致病。此类突变所致的脊柱畸形在临床表型上具有高度的一致性。

这项研究不仅揭示了 TBX6 是迄今最重要的先天性脊柱侧凸致病基因，而且解释了 TBX6 基因致病的复合遗传机理。

（二）新标志物有望微创诊断胰腺癌

胰腺癌是恶性程度最高的消化道肿瘤，5 年生存率低于 5%。胰腺癌不仅恶性度高，而且现阶段缺乏早期发现的诊断指标。全世界的胰腺外科医生都在寻找能够早期精确诊断胰腺癌的方式。

通过对术前胰腺疾病及健康人 454 名的外周血样品，使用实时定量的多聚酶链式反应的方法检测这 29 条 miRNA 的表达情况，发现具有鉴别诊断潜在价值的 miRNA13 条。再从血标本中进一步探索其相应的诊断价值，发现 miR－486－5p 和 miR－938 在鉴别胰腺癌与正常人、慢性胰腺炎时，敏感性与特异性不亚于经典的血清学标志物 CA19－9，这有望成为胰腺癌新的、微创的诊断标志物。

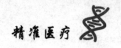

三、先天性心脏病的基因解读

> 基因医学涉及疾病范围之广是空前的，虽然现在还有一些疾病无法破解，但是对新生儿先天性心脏病已经有了较为深入的认识。

有 0.5% ~ 1% 的新生儿患有各种类型的先天性心脏病，它是最常见的先天畸形之一。其中大约有 1/3 属于需要进行心脏修复手术的中到重度患儿。心脏畸形有多种类型，通常人们并不知道确切的病因。罕见的遗传性疾病，如常染色体异常、服用某些药物（包括治疗用药或吸毒）、母亲患有某些疾病（特

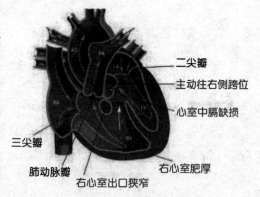

儿童常见心脏病图

别是糖尿病）以及一些感染性因素是所知的一些原因。但是以上这些加起来总共也只能解释 10% 的病例。精准医疗理论认为 90% 的病例是多因素共同作用的结果，也就是说，由内在的基因因素和外部的环境因素联合作用所致。

基因医学确认如同其他没有确切病因的先天畸形一样，如果母亲患有先天性心脏病，那么她的子女患此病的危险性就大大增加，在没有其他已知危险因素的情况下，这样的母亲有 1% 的可能性会生下患病的小孩。已经生下一个先天性心脏病患儿但是没有其他已知危险因素的父母，再次生下患儿的概率为 5%。如果父母中的一人和他们的一个小孩均患先天性心脏病，那么他们再次生下此种患儿的风险为 10%。一个妇女若生下此种患儿，那么她的侄子或侄女患此病的可能性为 2% ~ 3%。

四、先天性耳聋的基因探究

基因医学研究的数据显示，在我国超过 1000 万人患有严重的听力减退，其中包括 40 万儿童。研究数字表明 3 岁以下的儿童中大约 1/500 患有严重的听力减退，新生儿中先天性耳聋的比例约为 1/1000。成年人和老年人的听力受损有遗传因素，但是出生时就患有耳聋或严重的听力减退究竟是什么原因呢？

虽然听觉系统的结构非常复杂，人类基因组中有超过 80 个基因位点被证实与听觉系统的产生、发育有关。在人们已知的造成耳聋的遗传学因素中，大约有 60% 是单纯性的，也就是说没有其他组织器官受累。在这 60% 的耳聋中，大约 2/3 是常染色体隐性遗传，1/3 为常染色体显性遗传，X 染色体相关的性连锁遗传和线粒体基因异常在所有儿童耳聋中约占 5%。

最新科研证实至少 16 种基因突变可以导致隐性遗传性耳聋（单一症状性），超过 30 种基因被证实为显性遗传性耳聋的病因或与之密切相关。仅间隙连接蛋白 26(或称为 GJB2) 基因上的两个突变就占了该基因链的 50%，这两个突变分别是 35delG 和 167delT(del 代表 DNA 的缺失，数字代表发生缺失的基因位置)。间隙连接蛋白 30(GJB6) 的基因突变或缺失是患儿常出现的第二种突变，它在某种程度上会对间隙连接蛋白 26 的功能产生影响。白人当中大约有 1/30 携带有单个的间隙连接蛋白 26 突变基因，这种人出生后不会有听力损害。有多达 4% 的德裔犹太人携带 167delT 突变基因。其他的突变，包括黑人中常见的 R143W(大写字母代表 DNA 改变导致蛋白质中氨基酸的改变，R 为精氨酸，W 为色氨酸；数字代表蛋白质中氨基酸序列的位置)，亚洲人中常见的是 235delC。

最近几年，我国已经开始着手对所有新生儿进行普查以确定是否患有严重

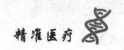

的听力损害。对患儿做出快速的遗传学诊断的重要性体现在两方面：首先它可以让患儿父母知道将来再次生育患儿的风险 (1/4)，其次也提示患儿父母的兄弟姐妹携带该突变基因的可能性很大。携带者（患儿父亲或母亲）的所有兄弟姐妹有1/2 的可能性也为携带者，如果他们发现自己是携带者，那么每次生育耳聋患儿的概率为 1/120。这是由他（她）为携带者的概率 1/125 乘以配偶为携带者的概率（约 1/30）再乘以生下患儿的概率 (1/4) 得到的。虽然 1% 的风险并不很高，但是相对于普通夫妇，这已经高出了 10 倍。

五、脑瘫的基因研究有待深入

脑瘫是描述影响脑支配身体肌肉的一组疾病。此病在出生时或出生后不久出现，造成的损害范围十分广泛。患儿出现肌肉僵硬，不能控制自己的运动，行走困难，精细运动障碍（如系鞋带等）和一些感觉异常。此外，根据脑受累程度不同，还可出现癫痫发作等症状。大部分患儿智力正常，只有少部分患者智力低下，但是由于大脑受损常常损害语言功能，人们有时会错误地把智力正常的脑瘫患儿认为是智力低下。

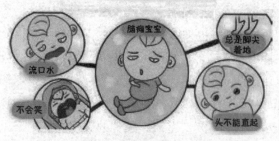
脑瘫患儿的异常表现

脑瘫十分普遍，美国和欧洲新生儿中，脑瘫发病率约为 1/400。美国每年大约有 1 万名儿童被诊断患此病，目前总共大约有 50 万患者。基因对于脑瘫发病风险有多大影响呢？没有人能够正确回答。对此进行过几次大规模研究，都没有能够对大部分患儿做出明确的遗传学解释。但几乎可以确信有某种不寻常的因素存在，甚至是未被发现的疾病潜伏在这些群体中。客观地估计，有 2% ~ 3% 的患者是由于各种相对少见的单基因病所致。

但是一些可致脑瘫患儿出生率增加的因素已经被发现，包括多胞胎妊娠、胎盘受损、药物毒物（如酒精）接触史、染色体异常、生化异常、母子间 Rh 或 ABO 血型不相容、先天性脑畸形、早产、低体质量（体重）儿、臀位分娩以及孕妇长时间高强度劳动等。儿童早期导致脑瘫的因素包括脑膜炎、脑出血、头部外伤以及溺水。

少数研究提出如果患儿由于出生前的原因引起的运动不协调（称为先天性共济失调）和智力低下，那么遗传因素就起很大作用，推测再次生育的风险达到 25%，提示这可能是 1 个甚至数个基因异常所致。

英国一项大规模流行病学调查比较了英国和亚洲（大部分是巴基斯坦人）儿童脑瘫患病率，发现后者是前者的 2 倍。由于有大约 1/2 亚洲家庭存在近亲婚姻，因此该研究结果提示某个少见的隐性基因可能是一个重要的危险因素。

遗传学家对脑瘫的病因知之甚少。如果有人问及生育过该病患儿的夫妇再生育的发病风险，遗传学家常认为发病的可能性很低，为 1% ~ 5%。

六、可怕的遗传性心肌病

心肌病是描述引发心功能衰竭的一类疾病，但不是由冠心病，也不是由高血压或心瓣膜病引起的疾病。简而言之，它可被认为是一种除心肌梗死外的其他疾病所致的泵功能（指心脏射血的功能）衰竭。心肌病有 3 类：肥大型、扩张型和限制型。

（一）肥大型心肌病

肥大型心肌病患者的心肌纤维通常粗厚，收缩时能产生较高压力，严重受累的病人面临突然死亡的危险，因为肥大的心肌阻碍了心脏内血液的泵出。

大约 70% 的病人有明确的家族史。越来越多的病例发现在少数关键基因中有突变发生。由于此病的严重性、发病年龄和症状、心衰（心脏功能不全称为心

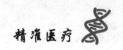

衰）发生和突然死亡的家族史都不尽相同，故肥大型心肌病的诊断常被延误或漏诊。不幸的是，此病常是青少年和大学生突然死亡的病因。未诊断出的肥大型心肌病是田径比赛中最常见的猝死病因。

导致肥大型心肌病的几个突变基因已被科学家证实，80%~90% 的病例被认为是基因所致。已有明确证据显示基因突变与肥大型心肌病人的早期突然死亡关系比其他因素更密切。在肥大型心肌病的诊断中，不论病人的发病年龄如何，均应考虑遗传因素，除非你能明确排除它。新诊断病人的父母、兄弟姐妹和子女均应被考虑有 50% 的可能携带同样的变异基因而必须接受适当的医疗评估。最著名的如休斯敦的 Baylor 心脏病中心已成功实施了乙醇消融术，该手术可杀死肥大的心肌。

（二）扩张型心肌病

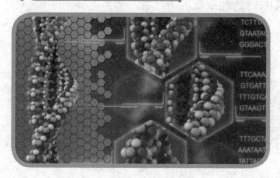

心肌病病理图示

扩张型心肌病在病后期，心肌细长松软，收缩时产生的泵压很小。限制型心肌病最少见，这类病人心肌收缩很差，主要是因为心肌纤维的损害致弹性减弱或心肌纤维被各种物质所浸润致收缩受限。虽然大部分病例是环境因素所致，但也有少数单基因遗传所致的心肌病。现至少发现 6 种神经肌肉疾病引起的心肌病。每一种都是由特定基因突变所致。

（三）限制型心肌病

许多限制型心肌病是由非基因因素所致，研究较清楚的有病毒损害心肌、长期滥用酒精、自身免疫性疾病、多发性心脏损害，也就是受累心肌广泛致心脏瘢痕形成和心肌细软。限制型心肌病比肥厚型心肌病要少见，目前的估计是 1 万人中有 1 人患此病。科学家已经识别出人类染色体中有 10 段不同的 DNA 片段含有易感基因。另外，已有证据表明 2 个突变基因是少部分病例的病因。

基因医学从基因遗传、基因突变等方面对心肌病进行了医学方面的研究和探讨，心肌病预防很重要。

遗传性心肌病相关基因列表：

疾病分类	疾病	相关基因
离子通道类	长 QT 综合征（LQTS）	KCNQ1、KCNH2、SCN5A、ANK2、KCNE1、KCNE2、KCNJ2、CACNA1C、CAV3、SCN4B、AKAP9、SNTA1
	Brugada 综合征（BrS）	SCN5A、CACNA1C、CACNB2、GPD1L、SCN1B、KCNE3、SCN3B
	儿茶酚胺敏感性多形性室（CPTV）	RYR2、CASQ2
	预激综合征（WPW）	PRKAG2
	短 QT 综合征（SQTS）	KCNH2、KCNJ2、CACNA1C、CACNB2、KCNQ1
	病态窦房结综合征（SSS）	SCN5A、HCN4
结构异常类	致心律失常性右室心肌病（ARAC）	DSC2、DSG2、TMEM43、PKP2、DSP、RYR2、JUP
	肥厚型心肌病（HCM）	MYH7、MYBPC3、TNNT2、TNNI3、TPM1、ACTC1、MYL2、MYL3、MYH6、LAMP2、PRKAG2、CSRP3、GLA、VCL、TNNC1、TTR
	扩张性心脏病（DCM）	DES、TNNT2、MYH7、CSRP3、PLN、TCAP、ABCC9、LMNA、DMD、TAZ、TTN、VCL、EYA4、EMD、ACTN2、SGCD、ACTC1、TNN13、TMP1、MYBPC3、LDB3、MYH6、CTF1

七、多基因突变在糖尿病上的显现

（一）糖尿病的认定

现代医学认为如果一个人未进食前血中糖含量持续高于 140 mg/dL 或注射 75 mg 葡萄糖 2 小时后血糖高于 200 mg/dL，那么这个人就患有糖尿病。在 1997 年，美国糖尿病协会 (ADA) 扩大了糖尿病的诊断标准，如今，餐前血糖持续高于 126 mg/dL 就被高度怀疑患有糖尿病，血糖在 110 ~ 125 mg/dL 之间则被认为是"糖耐量异常"。

当人体对体内能降低血中糖含量的物质——胰岛素没有反应时，就会产生非胰岛素依赖型糖尿病。这种疾病会减弱肌肉和其他细胞对葡萄糖的利用率。糖尿病最显著的特点就是血糖升高，由于这种损害有时不明显，人们往往在发生糖尿

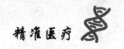

病数月或数年后才能被诊断。当诊断为糖尿病后，将会出现比可见症状更多的器官损害。糖尿病患者，尤其是那些血糖控制不佳者，比同年龄非糖尿病患者患心脏病、肾衰竭乃至因糖尿病足而截肢的风险更大。

非胰岛素依赖型糖尿病十分普遍，人群中有 5% 的成年人患有糖尿病，人群中患 2 型糖尿病的人是患 1 型糖尿病的 20 多倍。在 40 或 50 多岁被诊断的典型成年糖尿病患者，他们都超重，并且亲属中也有糖尿病患者。非胰岛素依赖型糖尿病很大程度上是摄入了过多食物的结果。早期人类可以储存能量（以脂肪的形式）的基因有生存优势，而如今这些相同的基因却可以导致肥胖和糖尿病。最令人担心的新发现是非胰岛素依赖型糖尿病在儿童中有流行的趋势，这些小孩一般都有严重的肥胖以及缺乏运动。这些都足以证明糖尿病与生活方式和基因相关。

（二）糖尿病基因研究

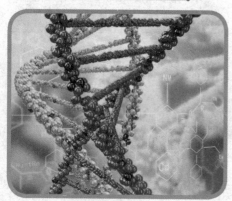

基因治疗糖尿病图

长期以来，基因医学理论认为遗传因素对糖尿病有重要作用。调查显示，一半的糖尿病人都有家族史，但是只有 15% 的非糖尿病者的亲戚有糖尿病史。双胞胎一致发病率在单卵双生子中为 45% ～ 90%，是双卵双生子的 3 倍。2 型糖尿病在不同种族间变化很大，在美国西南地区的皮玛族印第安人大概有 40% 易患糖尿病。

非胰岛素依赖型糖尿病是一种非常常见的机能失调，很难找出基因的作用，很可能是不同基因变异所导致，这就意味着任何一个有几个糖尿病患者的家庭中，都有可能找到 1 个以上的可能基因。非胰岛素依赖型糖尿病有很多类型，病人越瘦，他们的兄弟姐妹患病风险越高。19 世纪中期，对 20 多种候选基因做了大量研究，找到了一些证据，证实所有非胰岛素依赖型糖尿病病例中只有 1% 与遗传有关，每 300 例病人中有 1 例是胰岛素基因变异所引起。在最近几年里，许多基因组图谱研究发现了一些非胰岛素依赖型糖尿病易感基因，以及一些可疑的区域定位。尽管如此，没有一项研究表明非胰岛素依赖型糖尿病与遗传因素有很大的关系。但是，随着我们绘制基因图谱能力的提高，找到易感基因的机会也在增加。对冰岛 1000 例非肥胖糖尿病人以及他们的亲属进行研究，找到了 5 号染色体长臂上有易感基因。它是人们找到的第一个非胰岛素依赖型糖尿病易感基因。

青年晚期糖尿病是 2 型糖尿病中一种少见的亚型。我们所获得的一个很大的成就是发现了在这种亚型中起重要作用的一个基因，该病是第一个被认为是由基因引起内分泌紊乱的糖尿病。在实践中，人们发现 7 号染色体上编码葡萄糖激酶的基因与很多青年晚期糖尿病有关。另外还有至少 5 种其他基因与青年晚期糖尿病有关。但是还有 20% 的青年晚期糖尿病没有发现它们与目前已知的基因变异有关。

一些组织与国际非胰岛素依赖型糖尿病协会找到了基因组中一些可疑的区域，有些证据表明引起炎症的基因会影响糖尿病的发展速度和一些常见的并发症（眼病、肾脏疾病和心脏疾病）。

预防糖尿病首先注意保持健康的理念和避免体质量（体重）超重；其次应经常咨询内科医生，并定期进行血糖检测。对那些有遗传风险的人来说，简单的干预可以在一定程度上减少疾病发展的可能性和推迟几年发病。我们相信随着精准医疗技术的发展，破解糖尿病的基因密码指日可待。

八、比癌症更可怕的艾滋病

（一）艾滋病

艾滋病在医学上称为获得性免疫缺陷综合征，是由 HIV 病毒（或称为人类免疫缺陷病毒）引起的。目前，这种世界范围广泛流行的疾病正在撒哈拉沙漠以南的非洲地区蔓延，整个亚洲也正面临着它的威胁。据说全世界已经有 4000 万人患有艾滋病或感染了艾滋病毒而暂时没有发病。从 1980 年以来，已经有 2500 万人死于艾滋病，世界范围内目前每年死亡人数已经上升到 300 万。大约 1300 万儿童是艾滋病人遗孤，大多数生活在非洲最贫穷的地方。

HIV 病毒主要通过血液直接传播或性交传播，同时伴随很多零乱而看似影响人类感染的因素，而其中一些就是基因因素。

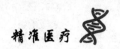

（二）艾滋病的基因研究

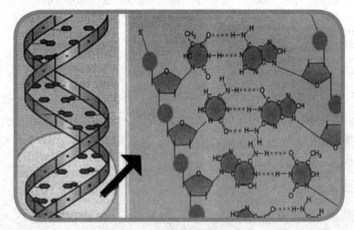

艾滋病基因图示

1996 年，研究人员提出，很多人有变成 HIV 阳性的风险，但是这些人尽管反复暴露于病毒中却仍然健康，研究发现这些人体内有一种变异的 CCR5 基因。正是该基因编码了 HIV 侵入细胞所必须结合的细胞表面蛋白质，约 10% 的白人该基因中存在 32 个碱基对缺失，因此，其所编码的蛋白质不能为 HIV 正常使用。为了侵入人类细胞，HIV 需接触一种叫 CD4 的蛋白质受体以及一种叫趋化因子受体的细胞表面蛋白质。CCR5 基因保护性突变可以阻碍 T 细胞表面与其他依赖 T 细胞的抗原结合，使 HIV 病毒不能成功地侵入细胞。大约 1% 的人是 CCR5 突变的纯合子，他们对 HIV 有很强的免疫性。

另外 2 种基因 CCR2 和 SDF1 的突变显示出了保护性。前者赋予了对 HIV 的抵抗性，后者推迟了发生艾滋病的进程。大约 39% 的白人、31% 的非洲裔美国人在某种程度上至少有这 3 种保护性基因的 1 种。这些基因能在一定程度上解释为什么不同的人在感染 HIV 以及疾病的进程中有不同的表现。

2000 年，在世界卫生组织工作的一个组织发现在某些 HIV 阳性的人群中有一个叫作 RANTES 的基因发生了微小的突变，存在这类突变的人比没有这种突变的人出现艾滋病临床症状的时间晚 40%。可能是 RANTES 突变的人产生更多炎症前蛋白质，从而使病毒更容易进入身体，但是却很难进入每个细胞。

总之，很少的一部分人会在一定程度上抵御 HIV，更少的一部分人在基因水平可以减缓发生艾滋病的进程。当然，没有人被认为具有对这种致命疾病的免疫力。

九、精准治疗在罕见遗传病中的作用

（一）罕见遗传病

罕见病又称"孤儿病"，是指那些发病率极低的疾病。根据世界卫生组织（WHO）的定义，罕见病为患病人数占总人口的 0.65‰～1‰的疾病。国际确认的罕见病有 6000~7000 种，约占人类疾病的 10%，其中 80% 是由于基因缺陷所导致的，具有遗传性。中国罕见病患者基数非常大，预估超过 1000 万。

罕见病是基础疾病的极端表现，针对这些极端少数病例的研究，属于典型精准医学，有助于提高我们对人类疾病机理的认识，帮助我们发现潜在的新型治疗方法。以"质谱分析""高通量测序"等技术为基础的精准医疗是未来"罕见病"的主要治疗模式。

（二）罕见遗传病基因研究

遗传代谢病是最早的"罕见病"，随着分子检测（尤其是基因诊断）的发展，使得我们认识的疾病越来越多，分类也越来越细。对遗传代谢病的治疗突破昭示了遗传病是可治可防的，打破了世世代代在家族传递的观念。

白细胞系统的疾病、红细胞系统的疾病（遗传性溶血、重度地中海贫血、高铁血红蛋白血症等）属于血液系统罕见疾病，其中通过基因检测对地中海贫血能够做到精准的产前诊断。

上文曾经谈到 DMD 疾病，现结合实例，说明精准医疗在病人精准方面不同的治疗方案，以体现在病人及病理上的精准。

外显子跳跃治疗 DMD。采用反义寡核苷酸人为干扰前体 mRNA 上（有点突变，移码突变，或有缺失、重复突变的）外显子的剪接位点使突变外显子不被剪接下来，从而恢复 mRNA 的阅读框并编码缩短的、有一定功能的抗肌萎缩蛋白，将 DMD 改善至相对良性的、进展缓慢的 BMD。美国 Sarepta Therapeutic 制药

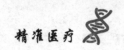

公司开发的跳越抗肌萎缩蛋白基因上 51 号外显子的药物 Etelirsen，处于对杜氏进行性肌营养不良患者开展的二期临床试验中。

无义突变的通读治疗 DMD。约 13% 的 DMD 患者均因 DMD 基因点突变，终止密码子提前出现而终止了蛋白质的合成。PTC124 可忽视抗肌萎缩蛋白基因上存在的无义突变，产生具有部分功能的蛋白质，使 DMD 转变为 BMD。2014 年 12 月 3 日，PTC 公司宣布 PTC124 在德国上市。适用于 5 岁以上能够行走、具有无义突变的患儿。

Ataluren(PTC124) 选择性诱导核糖体转录通读，但不影响正常的终止密码子，在 HEK293 细胞中 EC50 为 0.1 μM，可以治疗 non sense mutations(如 CFTR 无义突变引起的 CF) 造成的家族遗传性疾病。

十、精准医疗推进肿瘤诊断的进展

癌症是精准医疗计划攻克的难点，是全世界投入研究经费最多的领域，中国肿瘤登记中心发布了 2013 年肿瘤登记工作总结：按寿命 74 岁计算，中国人一生中罹患肿瘤的累积风险为男性 26.15%、女性 16.82%，因肿瘤死亡的累积风险为男性 17.84%、女性 9.07%，可是生存期并没有得到实质性的延长。肿瘤是精准医疗近期攻克的难点，虽然我们知道一些肿瘤的致病原理，但是仍需不断的探讨。

（一）肿瘤发病机理

基因科学告诉人们肿瘤是体细胞突变的结果，正常成年人体内的细胞分裂增殖，生长和凋亡受到严格控制，维持一定的数量以保证机体正常运转。细胞进行有丝分裂过程 DNA 双螺旋结构不稳定，细胞受到外界刺激（化学、物理、生物刺激）容易发生 DNA 突变（包括碱基替换、插入、缺失、重排等）。一部分突变能被

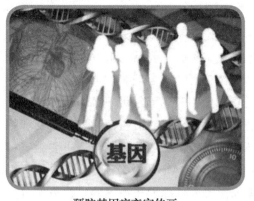

预防基因病变宣传画

细胞自我识别和修复，一部分突变的细胞经过组织里微环境的达尔文进化筛选，发生不利突变的细胞会被杀死，而突变后具备生长优势的细胞得以存活下来。DNA突变随着细胞的分裂增殖不断积累，但并非所有的突变都导致细胞癌变。驱动突变（Driver Mutation）和伴随突变（Passenger Mutation）可以区分对细胞影响不同的突变：前者赋予细胞生长优势或者耐药性，并且随着癌细胞的分裂增殖而相对集中，一般分布在与细胞生长密切相关的蛋白中；后者对细胞生长并无太大影响，随机分布在基因组里。一般认为能改变细胞功能的突变需要积累5～7次的突变才能使正常细胞发生癌变，所以说一个癌细胞里可以存在多个驱动突变。

体细胞突变赋予了癌细胞有别于正常细胞的特性，这无疑是肿瘤精准医疗的首选靶标。新一代高通量测序技术为体细胞突变的发现提供必要的信息，通过采集临床肿瘤病人的肿瘤组织，以外周血正常细胞为对照，利用高通量全外显子测序、全基因组测序或表达谱分析技术（mRNA-Seq）等获得肿瘤病人癌细胞和正常细胞的基因序列及基因表达信息，再利用生物信息学技术从测序产生的大数据中抽丝剥茧，鉴定出体细胞突变并进一步筛选突变新生的肿瘤特异的突变抗原（Tumor Specific Mutational Antigen, TSMA）。

（二）肿瘤分析结论

目前研究者们已经开发出许多序列数据处理工具：对突变进行初步筛选的工具，如分析单核苷酸突变（SNV）及碱基插入的有GATK、VarScan、SomaticSniper、MuTect、Strelka、JointSNVMix等；进一步分析突变蛋白功能及通路和网络分析，鉴定重要突变的工具有ANNOVAR、PolyPhen2、SIFT、HotNet、MuSiC、PathScan等。近年来Ensembl、GENCODE、RefSeq、TransFac和Interpro等基因组、转录组及蛋白质组数据库相继建成，为测序数据分析处理提供非常重要的帮助。利用多种工具分析，挑选出病人肿瘤特异性的突变，确定突变的蛋白质及其细胞定位和功能，可作为体细胞突变新抗原的候选，进入下一步分析。

分析得到的突变结果按细胞分布，可分为膜蛋白胞外区突变、膜蛋白胞内区突变和胞质内及细胞核内蛋白突变，无论是哪种突变，其产物都应属于肿瘤特异性蛋白，区别于传统的基于高表达的肿瘤相关抗原（Tumor-Associated Antigen，TAA），可作为肿瘤精准医疗的潜在靶点。但它们成为肿瘤精准医疗靶标的条件各不相同，胞膜外蛋白突变随着蛋白表达而展现于细胞膜外侧，突变后与野生型蛋白结构上的差异即可使之成为 TSMA。膜蛋白胞内区突变和胞质内蛋白突变基本一致，依赖人体自身免疫系统，突变后蛋白依靠主要组织相容性复合体（Major Histocompatibility Complex，MHC）分子递呈，展示到细胞外侧才能成为 TSMA。大多数肿瘤抗原是由 MHCI 分子递呈的，也有部分抗原被 MHCII 分子递呈。蛋白在胞浆中被蛋白酶体水解成 8 ～ 11 个氨基酸大小的多肽片段，通过抗原处理相关转运体（Transporter-associated with Antigen Processing，TAP）带进内质网中与 MHCI 分子的 α 链及 β2 微球蛋白组装成多肽 – MHC 复合物，再进入高尔基体转移到细胞膜外侧。递呈出来的抗原分两种：一是正常细胞里野生型蛋白的多肽片段本身会被 MHC 分子递呈，肿瘤细胞突变后多肽也会被递呈，二者根据突变点氨基酸的不同而产生 TSMA；二是正常细胞里野生型蛋白不被递呈，突变后因结构变化，水解多肽能与 MHC 分子结合而递呈到肿瘤细胞表面因此获得特异性抗原。

每个病人外显子测序结果分析显示存在成百上千的体细胞突变点，但是最终能成为 TSMA 的却非常少，主要原因在于每个人的 MHC 分型是基因决定的，特定分型的 MHC 分子只能与结构或分子排布互相吻合的多肽结合。根据许多现有的 MHC 分子和多肽结合相关数据，已有研究者开发出 NetMHC、NetMHCpan 等在线预测算法。将病人外显子测序结果分析而得的候选蛋白序列输入预测算法，模拟计算得出含突变点的 8 ～ 11 个氨基酸多肽片段与该病人所有分型的 MHC 分子的亲和力（Affinity），预测结果低于 150 nM 视为强结合（Strong Binding），150~500 nM 之间视为弱结合（Weak Binding），大于 500 nM 则视为不结合。对于强结合的多肽，可首选作为肿瘤突变特异性抗原，进入下一步研究。结合力较弱的多肽并非代表完全不被 MHC 分子递呈，为了进一步验证突变蛋白的递呈，还可通过分离收集癌细胞表面的蛋白，利用 LC – MS/MS 串联质谱鉴定递呈多肽。目前已有许多预测的 MHC 递呈的突变抗原被实验证实能成为 T 细胞和 B 细胞表位。从获取病人组织，到建库进行基因测序，再到分析筛选 TSMA，我们只是完成了精准医疗的第一步。筛选和鉴定肿瘤特异性抗原为精准医疗提供了精确的治疗靶点，而实现特异性消灭肿瘤细胞的精准治疗目的仍需要有效的治疗方案。

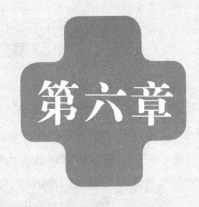

第六章

精准医疗的关键：精确靶向治疗

　　精准医疗需要精准的诊断，基因测序技术的进展提供了能够进入临床的测定准确性和成本的可及性。但是，精准诊断不是最终目的，终极目标还必须是为难治性疾病提供精准治疗方案。目前，基于疾病分子机制的靶向药物已经成为临床医生处方时的新宠，这些药物的作用机理十分清楚，作用靶标十分准确，每一种药物基本都有自己独特的伴随诊断。以肿瘤靶向治疗为代表性的治疗特色体现出了现代精准医疗的特点，其中分子靶向药物如易瑞沙、凯美纳、赫赛汀、阿瓦斯汀等，细胞靶向药物如美罗华、Adcetris、Kadcyla 等，这些药物在处方前都必须首先检测肿瘤细胞是否发生了体细胞突变或者特异性肿瘤抗原是否高表达。

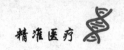

一、传统医疗的特点

传统医学是指在现代医学之前，已经独立发展起来的多种医疗知识体系。它有别于现代医学的主流体系对抗医学。对抗医学大体上就可以指代现代医学，或者人们常用的"西医"。它是一种医学体系，有理论基础和实验方法，目前已经成为世界上最为庞大的医学体系。

（一）传统医疗的特点

不管是辨证施治的中医理论，还是动刀的西医手段，传统的医疗手段都有其局限性。过去将疾病进行的分类，都只是把注意力放在病症的表现与消除上。目前，国际上疾病的种类名称达 20 余万种。一个医生不要说全面地治疗，就是记住这些所谓的医学名词都不容易，要记住相应地用于治疗的药物名称及用途更是难上加难。无论哪一种所谓的治疗手段都最多只是对疾病起控制作用，暂时减缓疾病的发展速度，但这无法改变疾病的真正的发展，更无法让病人恢复健康。因为疾病受各种伤害影响，在病人所受的伤害未消除之前，疾病是不会消除的。我们的目的是要使疾病驱除而不是消除病症。许多治疗手段所起的作用，都只是消除了疾病的症状，并未将导致疾病的那股力量驱除。疾病依然还存在病人体内，甚至还在加重。

（二）传统医疗的局限性

在整个进化过程中，人类经历了数不清的灾难，在复杂恶劣的环境下，产生了各种应变的能力，也形成了复杂无比的自愈机制。透过对体内各种化学元素的控制，人体制造了各种用于应急的化合物和各种修补手段。身体不但指挥着几十万亿细胞的运转，也操控着各种激素的平衡来发挥身体各组织的机能，包括近十万千米的血液运输线、五脏六腑、眼、耳、鼻、口、舌等各个器官以及各种腺体。

不同的生命或个体，无论是人、动物还是植物，无论是有生命的还是无生命的，都有各自的能够承受的疾病临界点。对于无生命的物体，这种临界点还较有可能观察到。对于有生命的生物，就比较难以观测，因为生物的疾病平衡是动态变化的，其所能承受的临界点也是动态变化的。

如何正确看待病症，重要的是疾病发生时及时找到并去除导致疾病的那股力量。一个全新的观念是，疾病是身体启动自身防御机制对抗伤害的外在表现，而不是一种病症。而事实上，真正有效的治疗是一个系统的工作，需要有效地消除那股导致疾病的综合力量，同时对已经受损的组织进行修补。有些人天生体质比较好，有些人则差一些，他们的生命力强弱是有区别的。如何根据体质的不同而合理用药，而不是泛泛地用药。

如何实现疾病的早发现，把疾病消灭在萌芽状态？如何实现遗传疾病的有效预防，让下一代健康地成长？传统医学解决不了这些问题，精准医疗依靠基因测序就可以准确解决。

二、精准医疗的诊疗特色

精准医疗（Precision Medicine）是以个体化医疗为基础，随着基因组测序技术快速进步以及生物信息与大数据科学的交叉应用而发展起来的一种新型医学概念与医疗模式。

（一）精准医疗的特色

精准医疗的本质是通过基因组、蛋白质组等组学技术和医学前沿技术，对于大样本人群与特定疾病类型进行生物标记物的分析与鉴定、验证与应用，从而精确寻找到疾病的原因和治疗的靶点，并对一种疾病不同状态和过程进行精确分类，

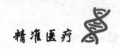

最终实现对于疾病和特定患者进行个性化精准治疗的目的，提高疾病诊治与预防的效益。

　　目前，精准医疗在一些国家已经取得了初步进展，特别是在癌症的精准诊断精准治疗方面有所突破。已经成功研制出几种精准治疗药物，靶向药物具有起效快、作用强、毒性低等优点，且安全性、有效性和医用价值远远优于过去传统的放化疗等各种治疗措施，这是对所有癌症患者的一大喜讯。

（二）精准医疗诊断特色的呈现

　　（1）精准医疗以精准高通量测序为平台。精准医疗是理想，实现理想则需要缜密的落地方案，这不仅需要科研成果进行临床转化，在转化过程中的技术实现方式同等重要。以肿瘤分子检测为例：肿瘤发生为分子损伤的累

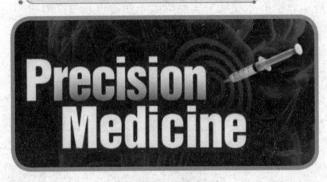

精准医疗的特色

积，同一种肿瘤存在着不同的分子变异类型，甚至于同一种肿瘤亚型，也存在各种各样变异的肿瘤细胞。而肿瘤细胞中所发生的变异，往往是非常微小的插入或缺失，如果没有足够精准和强大的基因测序平台，将纷繁复杂的肿瘤分子信息有效呈现出来几乎是个神话。

　　（2）精准医疗以揭秘 DNA 对基因疾病严重影响为目标。在生物进化过程中，由于多种因素的作用，人体内的基因会发生突变，从而影响了原有的结构与功能，并导致本身的遗传性状发生改变，甚至还会诱发遗传病或具有遗传倾向的疾病（包括肿瘤、癌症）。而随着近年来人类基因组计划的完成和后基因组计划的不断深入，科学家们已发现通过致病基因和易感基因的检测，可预先了解人们未来的疾病发生风险。但是，目前仅仅是做到了预先告知谁会患上某种疾病，对于疾病的危害程度和治疗方案还有不确定性，如果可以消除这种不确定性，对患者而言将是一个巨大的福音，也能让医生把关注的重点都集中在最有可能出现的严重后果上，同时对未来的精准医疗发展也将起到巨大的推动作用。

　　（3）精准医疗将推动基因组与临床数据整合。基因测序技术极大地提高了

发现导致肿瘤恶化的基因变异的可能性，但同时，由此而产生的海量基因数据又很少被利用，因为它们并未与临床数据相整合，如家族病史。此外，当前的基因组数据通常以文档形式存在，不容易被搜索、共享，而且许多医生都读不懂。

（4）精准医学开启个体化治疗新篇章，或颠覆传统治疗模式。精准医疗是应用现代遗传技术、分子影像技术、生物信息技术，结合患者生活环境和临床数据，实现精准的疾病分类和诊断，制订具有个性化的预防、治疗方案。一种根据患者特征和患者肿瘤的分子和遗传特征而制订治疗计划的管理模式将更加突出"精准，个性化，个体化，靶向（治疗）"的特色。

（5）细胞免疫有望成突破口。目前我国正在制定"精准医疗"战略规划，这一规划或将被纳入到"十三五"重大科技专项。随着精准医疗领域的快速发展以及全球肿瘤发病率上升，精准医疗越来越受市场关注。其中，细胞免疫疗法作为肿瘤精准医疗领域的一个重要突破口，相关产业有望迎来快速发展机遇。细胞免疫疗法是继手术、化疗、放疗和靶向疗法后出现的一种新型疗法，被称为治疗肿瘤的"第五大疗法"，它是利用患者自身免疫系统的力量来抵抗肿瘤。肿瘤免疫疗法中以 CAR－T 疗法最为著名，该疗法对多种类型化学疗法抵抗的白血病有显著治疗效果。CAR－T 疗法具有极强的技术属性，可复制性强，与传统新药研发有着明显不同。目前我国开展的 CAR－T 临床试验数量已经多达 19 项，仅次于美国，这也是我国首次在新药研发领域走到国际前列。

三、肿瘤的精准治疗

　　肿瘤的发生是外部环境和内部遗传因素共同作用的结果，其中细胞内某些基因的突变是肿瘤发生的根本原因。正常细胞内存在两大类与肿瘤发生发展密切相关的基因，即癌基因和抑癌基因。两者在细胞的增殖分化过程中起到重要的调控作用。这些基因一旦发生突变，如癌基因突变使细胞增殖所需的蛋白质过量表达或是抑癌基因使细胞增殖失去抑制，就有可能导致细胞发生恶性转变。肿瘤细胞形成过程中还会不断发生新的突变，所以很容易对化疗药物治疗和放射治疗产生抗性。

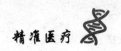

（一）肿瘤的精准医疗原理

目前对肿瘤细胞的基因治疗工作主要围绕修正癌细胞基因缺陷、病毒介导肿瘤溶解、免疫基因治疗以及耐药基因治疗等方面展开。以肿瘤细胞作为靶细胞的基因治疗方法中应用最多的是反义核酸疗法、抑癌基因疗法和自杀基因疗法。目前已经批准上市的抗肿瘤基因治疗药物有 p53 基因治疗药物今又生、病毒介导肿瘤溶解的药物注射用腺病毒药物安柯瑞、已经进入三期临床试验的药物注射用胸腺激酶等。

p53 是一个抑癌基因，其生理作用是在细胞遇到癌变时启动细胞本身的凋亡程序，一些肿瘤细胞的 p53 基因发生了突变，使得其表达产物失去了应有生物功能。这种情况下，体外输入未突变的 p53 基因，让其在肿瘤细胞内表达，启动肿瘤细胞的凋亡程序，从而控制肿瘤的生长。这就是今又生的作用机理。

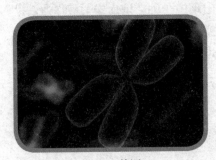

p53 基因

安柯瑞的有效成分是一种腺病毒，瘤内注射安柯瑞，使腺病毒在肿瘤内生长直接导致肿瘤的溶解。另一种研究中的新药 ADV - TK，其抗肿瘤的机理有所不同，其将胸苷激酶基因（TK）通过重组腺病毒载体（ADV）转入肿瘤细胞中使之表达，继之在更昔洛韦（GCV）参与下，胸苷激酶将单磷酸核苷转化为三磷酸核苷，并与肿瘤细胞新生 DNA 链结合，干扰 DNA 合成，产生"自杀效应"，从而杀伤肿瘤细胞；另外，由于 ADV - TK 的"旁观者效应"，治疗时即使只有少数肿瘤细胞被 TK 转染，通过缝隙连接、细胞间通道激发吞噬已死亡细胞释放出的 TK 以及免疫介导的杀伤效应等机制，周围未感染的肿瘤细胞也可被杀伤，因而极大地增强了杀伤效能。

（二）肿瘤靶向治疗可分为化学靶向与物理靶向的不同特色

1. 化学性靶向治疗

化学性靶向治疗即分子靶向药物治疗，科学家根据癌症的分子生物学发病机理用药物对癌症的特异性分子变化给予有力的打击，大大改善治疗效果，新型分子靶向药物在临床实践中取得了显著的疗效，实践已表明了分子靶向治疗理论的正确性与可行性，该理论把癌症的治疗推向了一个前所未有的新阶段。

根据药物的作用靶点和性质，可将肿瘤靶向药物分为分子靶向治疗药物和细胞靶向药物。主要的分子靶向药物分为以下几类：①小分子表皮生长因子受体（EGFR）酪氨酸激酶抑制剂，如吉非替尼（Gefitinib，Iressa，易瑞沙）、埃罗替尼（Erlotinib，Tarceva）；②抗 EGFR 的单抗，如西妥昔单抗（Cetuximab，Erbitux）；③抗 HER－2 的单抗，如赫赛汀（Trastuzumab，Herceptin）；④ Bcr－Abl 酪氨酸激酶抑制剂，如伊马替尼（Imatinib）；⑤血管内皮生长因子受体抑制剂，如 Bevacizumab(Avastin)；⑥ IGFR－1 激酶抑制剂，如 NVP－AEW541；⑦ mTOR 激酶抑制剂，如 CCI－779；⑧泛素－蛋白酶体抑制剂，如 Bortezomib；⑨其他，如 Aurora 激酶抑制剂、组蛋白去乙酰化酶（HDACs）抑制剂等。分子靶向药物的优势是其能够精准地作用于分子信号通路，药理作用机制清楚，靶标单一，作用单纯，副作用相对较小。缺点是一条信号通路的抑制，往往会促使其他信号通路的补偿性激活，导致肿瘤细胞耐药。所以，目前正在研究多靶标的联合用药。细胞靶向药物是最近研究的热点，一类是抗体药物如利妥昔单抗，另一类是抗体偶联药物如 Adcetris 和 Kadcyla。利妥昔单抗，其作用靶标是 CD20，由于淋巴瘤细胞表面的 CD20 高表达，利妥昔单抗可通过与 CD20 结合来诱导癌细胞凋亡，通过激活补体招募杀伤细胞来消灭肿瘤细胞。Adcetris 和 Kadcyla 是美国 FDA 最近批准上市的两个新药，目前还没有批准进入中国，所以还没有相应的中文名字。抗体偶联药物通常由三部分组成，即抗体、连接臂和毒素。抗体的作用是把药物靶向肿瘤细胞；连接臂的作用是连接毒素和抗体，使其在血液里不释放，只有进入肿瘤细胞之后才释放毒素；毒素的作用是进入肿瘤细胞以后释放原型药物，杀死肿瘤细胞。这种设计和导弹的设计思路是一样的，因此通常被称为生物导弹。常用的毒素是美登醇（DM1）和海兔毒素（MMAE），其毒性非常强大，不仅能够轻易杀死肿瘤细胞，对正常细胞的毒性也很大。因此这类药物的开发难度很大，是目前药物研究的顶尖领域。核心技术在于能够将毒素准确无误地送到肿瘤细胞，在血液和正常细胞中没有释放。进入 21 世纪后的抗肿瘤药物研发战略是在继续深入发展细胞毒性药物的基础上同时逐渐引入分子靶向性药物的开发。迄今为止，很多靶向药物已经在临床起了极其重要甚至是奇迹般的作用。有些已经按照循证医学的原则进入了国际肿瘤学界公认的标准治疗方案和规范。

　　2. 物理性靶向治疗

　　物理性靶向治疗（Cryocare TM Targeted Cryoablation Therapy，又称氩氦刀）对多种肿瘤施行精确冷冻切除，并且在肝癌、肺癌、胰腺癌、前列腺癌、肾

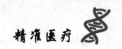

肿瘤、乳腺癌等治疗领域取得了突破性的进展。中国使用美国 Cryocare TM 氩氦刀冷冻治疗的肿瘤例数已达 11 000 例，其中完成 500 例以上的单位有 10 余家，部分医院已经达 4000 例，病种 30 余种，中国是全世界治疗肝癌和肺癌患者最多的国家。

热疗技术是指射频消融 (Radio Frequency Ablation，RFA)、微波消融 (Micro Wave Ablation，MWA)、间质内激光治疗 (Interstitial Laser Therapy，ILT)、高强度聚焦超声 (High-Intensity Focused Ultrasound，HIFU) 等技术。

放射性核素治疗：通过 x－刀、γ－刀、3D－CRT、IMRT 精确靶向外放射治疗技术、影像引导放射治疗 (IGRT) 技术、放射性粒子植入间质内照射治疗达到准确剂量的放射线来"切除"肿瘤。

光动力学治疗：光动力学疗法 (Photo Dynamic Therapy，PDT) 是激光、光导、光信息处理、生物光化学与现代医学有机结合的产物，是利用光敏剂和激光对病变细胞选择性光化学破坏而对周边影响小的一种技术，其主要抑瘤机制之一为诱导肿瘤细胞凋亡，且可避免多药耐药，具有微创、靶向、广谱、可重复、灵活等优点。另外还有介入治疗、电化学技术等。

四、抗体偶联药物的精准性

肿瘤的治疗方法很多，近年来兴起的抗体偶联药物可以说是肿瘤的克星，它就是一颗精准射向肿瘤的导弹，是治疗肿瘤的最新研究成果，也是未来肿瘤治疗发展的必然手段之一。

（一）抗体肿瘤偶联药物

1. ADC 生物导弹

ADC 被喻为"生物导弹"，组成包括抗体、小分子毒物 (IC50 在 0.01～0.1 nmol/L) 以及介导偶联的连接物 (Linker)。小分子毒物能杀伤肿瘤细胞，但也会对正常细胞产生较大伤害，因此极大地限制了这类药物的应用。ADC 将小分子毒物和抗体连接起来，利用抗体将毒物靶向带到靶细胞，使药物集中在肿瘤部位，且降低其他组织、器官的药物浓度，达到增效减毒的作用。目前研究常用的小分子毒物主要有：海兔毒素（MMAE、MMAF）、阿霉素（DOX）、Calicheamicin、美登素（Maytansine，DM1、DM3、DM4），其他在研的小分子毒物有 α-Amanitin、Tubulysins、pyrrolobenzodiazepines(PBDs)、duocarmycin、centanamycin 和喜树碱类 (SN38) 等。小分子毒物本身往往不能直接和 linker 通过化学键链接，需要先进行结构修饰，在适当的位置添加化学反应活性基团，如 – NH_2、– SH、– OH、– COOH 等。而抗体主要通过氨基酸侧链的赖氨酸 – NH_2 和游离半胱氨酸 – SH 与 linker 链接。连接抗体与毒性药物的连接物包括可断开的连接物（肽连接、二硫键连接、腙连接）和不可断开的连接物（硫醚连接）。linker 的功能不仅是连接作用，还应维持 ADC 在细胞外稳定存在且进入癌细胞后能迅速水解，释放出小分子药物发挥药效，实现快速清除靶细胞的目的。

2. 其他抗体偶联药物

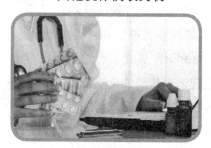

抗体偶联药物

对于不同的靶细胞和药物，根据体内外的实验筛选出适合的连接方式十分重要。通常来说，美登素 – 抗体偶联物采用二硫键或者硫醚连接，海兔毒素 – 抗体偶联物的 linker 是能在溶酶体里被酶切的肽连接或者是不可断开的硫醚连接，Calicheamicin – 抗体偶联物采用对酸敏感的腙连接。一般认为，肽连接通过 MC – Val – Cit – PABC 连接物连接而成，其在细胞内的裂解方式是 ADC 在血清和中性 pH 里稳定，但在溶酶体或组织蛋白酶 B(cathepsin-B) 里迅速断开释放药物，也可能被核内体和细胞质蛋白酶水解。二硫键连接利用从抗体还原而成的半胱氨酸巯基与带有巯基的药物连接而成。胞内最为丰富的硫醇还原型谷胱甘肽浓度在 1 ～ 10 mM，是胞外血液含量最多的硫醇半胱氨酸的 1000 倍，因此二硫键 linker 进入细胞内能迅速被水解；细胞内蛋白质二硫键异构酶家族也可能参与二硫键 linker 的分解。腙连接通过含酰肼结构的药物与包含腙键与二硫的 4 –(4 – 乙酰苯氧) 丁酸（AcBut）连接物连接而成，其裂解方式为经酸催化的水解反应断裂，在细胞外近中性 (pH7.3 ～ 7.5) 的体循环和其他部位中能保持完整性，而在酸性的晚期核内体（pH5.0 ～ 6.5）和溶酶体 (pH4.5 ～ 5.0) 中可被水解。硫

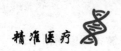

醚连接通过抗体在细胞溶酶体内降解，释放出带有偶联部位氨基酸的药物。

（二）新抗体偶联药物的特点

近年来通过定点突变的方法，在不影响抗体亲和性的条件下，定点突变出游离的半胱氨酸，突出游离巯基，一般将 Ser 突变成 Cys，实现特定的药物抗体偶联比（drug-to-antibodyratio）。FengTian 等通过突变出非天然氨基酸如 p－AF/p－AZ，通过苯丙氨酸伸出抗体外侧的侧链，能很好地与药物偶联。李朝辉等根据 Jagath R Junutula 等人的方法，通过将抗 CD20 抗体 OFA(Ofatumumab) 的重链恒定区第一位的氨基酸 Ala 变成 Cys，经实验检测，突变体保持了原抗体 OFA 的活性（亲和性、CDC、ADCC 活性）。突变后伸出游离半胱氨酸作为活性基团定点偶联 vcMMAE，突变体偶联产物也保持了原抗体的亲和性、CDC、ADCC 和稳定性，且体内外细胞毒性都比原抗体明显提高。除了化学偶联方法，利用 SortaseA 转肽酶、糖基转移酶、谷氨酰胺转移酶等酶促反应偶联方法也逐渐发展起来。SortaseA 酶是细菌细胞膜内的一种转肽酶，可以识别蛋白 C 端的 LPETG 结构域，使 LPETG 结构在苏氨酸和甘氨酸处断裂，再与甘氨酸修饰的小分子连接起来制备 ADC。BeerliRR 等成功通过酶促法将带 LPETG 标签修饰的抗体与小分子 vcMMAE 偶联起来。传统的化学偶联方法主要通过抗体－NH2 和－OH 与小分子偶联，无法准确控制 DAR，而定点突变偶联在不破坏抗体内部二硫键的前提下可以实现均一的 DAR。相对而言，酶促法通过酶特异的识别序列，反应条件温和，不破坏抗体结构，且可定量控制抗体载药量，很好地实现 ADC 均一性，从而能更好地控制剂量，保证药物疗效和安全性。

五、精准医疗的免疫治疗方案

免疫治疗（Immunotherapy），包括免疫细胞的治疗和药物的治疗。免疫细胞的治疗是指把病人的细胞从血里面分离出来，在体外用一些细胞因子，使它变成一种杀伤细胞，再回输到血液中去，这种杀伤细胞可以识别肿瘤细胞进行杀伤。还有一种是给病人直接用一些免疫制剂，像干扰素还有白介素 II 等等，都叫免疫治疗。免疫治疗指的是刺激人体自身免疫系统来抵抗癌症的治疗方法。免疫系统是人体抵抗疾病的自身的防卫系统。免疫疗法也叫作生物反应修正剂（Biologic Response Modifiers）或生物疗法。

免疫治疗可按三种方式分类

（1）对机体免疫应答的影响：免疫增强疗法、免疫抑制疗法。

前者主要用于治疗感染、肿瘤、免疫缺陷病等免疫功能低下的疾病；后者主要用于治疗超敏反应、自身免疫性疾病、移植排斥等免疫功能亢进性疾病。

（2）治疗特异性：特异性免疫治疗、非特异性免疫治疗。

前者主要有三种方式：接种疫苗、输注特异性免疫应答产物、利用抗体特异性剔除免疫细胞亚群或进行导向治疗，具有抗原特异性；后者包括非特异性免疫增强剂和免疫抑制剂的应用，没有抗原特异性。

（3）治疗所用制剂：主动免疫、被动免疫。

前者人为提供免疫原性的制剂，使机体主动产生特异性免疫力。后者人为提供免疫应答的效应物质，直接发挥免疫效应。

DC－CIK 疗法需要从人体外周血中采集两种专项功能细胞：树突状细胞就像"雷达"，能主动搜索、识别肿瘤细胞；具有诱导功能的杀伤细胞就像"导弹"，能精确地杀伤肿瘤细胞而不损伤任何正常组织。经过专项 GMP 实验室培养，进行细胞活化和增值后回输到患者体内，能系统杀灭肿瘤细胞，同时修复、构建机体免疫系统。

在医学界，肿瘤的治愈率有一个极其关键的指标叫作 5 年生存率，是指经过治疗后，在五年时间内没再发现临床上可见的转移灶、复发灶，就视为临床治愈。著名肿瘤专家 Yamazaki 博士做过一组关于 DC－CIK 治疗和传统治疗的对照比较。研究表明：使用 DC－CIK 治疗的美国肿瘤患者 3 年生存率为 72%，未使用的为 33%；5 年生存率为 67%，未使用的为 22%。

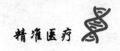

所有肿瘤都有体细胞突变，突变基因会产生突变蛋白。突变蛋白会产生新生抗原。新生抗原可以用来治疗肿瘤。

六、精准医学下的个性化医疗的进展

精准医疗和个性化医疗有很多相通的理念，但却是不同的概念。精准医疗是建立在现代医学对人体、生理、病理和药物作用机理十分明确的基础上，采取精准诊断与精准治疗的临床行为。精准医疗一定是个性化的，而个性化医疗却不一定是精准的，如传统医学是个性化的，却不是精准的。这是因为科学发展的限制，人们的医疗实践是一个逐步深入的过程，如解剖学促进了外科学的进步，细胞学促进了病理学的进步，化学促进了药学的进步，眼下是基因组学促进了精准医学的进步。

（一）卵巢癌耐药可预知

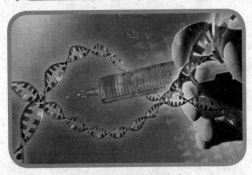

精准医疗的个性化治疗

卵巢癌是死亡率最高的女性生殖器官恶性肿瘤，超过 70% 的患者就诊时已进入临床晚期，目前已经建立了在肿瘤细胞减灭术的基础上辅助紫杉醇＋铂类化疗的治疗策略，但该病的 5 年存活率仍徘徊在 30% 左右，肿瘤细胞对化疗药物产生耐药性是主要的原因之一。

首先采用比较蛋白质组学技术，对多个铂类敏感和耐药的细胞系进行比较蛋白质组分析，寻找耐药相关的差异表达蛋白，发现了 AnnexinA3 蛋白在全部 5 种卵巢癌铂类耐药细胞株中的表达明显升高，同时在 miRNA 和蛋白质的表达水平得到验证。

在进一步的临床标本验证中，研究人员选取了 40 位卵巢癌化疗患者作为研究对象，其中 20 例对顺铂类药物敏感，另外 20 例对顺铂耐药。免疫组化检测发现，AnnexinA3 在临床卵巢癌铂类耐药患者的组织中表达明显升高，且 AnnexinA3 高表达组患者的无瘤生存期显著缩短。

研究揭示了 AnnexinA3 是通过降低细胞内铂含量及铂 – DNA 结合量、降低卵巢癌细胞 p53 水平而产生耐药机制的。在此研究基础上，协和妇产科与相关研究机构合作研制了诊断试剂盒，通过外周血检测 AnnexinA3 蛋白，以帮助医生对卵巢癌耐药患者的化疗方案进行选择。

（二）让艾滋病患者活得更好

精准医疗的最高境界是为每位患者量体裁衣，制订个性化的治疗方案。感染内科通过多年摸索，已经在尝试针对每一位艾滋病患者采取个性化医疗方案。

该模式综合考虑患者的年龄、性别、肝肾功能、艾滋病病毒量、CD4 值、是否合并乙肝、是否耐药、精神情况、经济条件等，根据国内外艾滋病研究的进展，在完善的患者管理数据库支持下，给出了最适合某一位患者的用药方案。并且在初次给药后分别以 1 个月、3 个月和 6 个月为期，将病毒量、CD4 值等与治疗前、前次治疗的指标进行比对，监测病人是否出现耐药或疗效不佳，及时改变或优化治疗方案。

在完善的患者管理数据库支持下，有高水平的专科作为后盾，可以开展高效有序的协作诊疗和转化医学研究，可以实现艾滋病患者从入口、就诊、会诊、随诊到风险评估及综合干预的全流程、示踪化、个案化的综合管理与诊治研究新模式。

艾滋病综合诊疗的，使艾滋病患者随访率达 99%，患者服药依从性提升至99.2%，显著高于国际理想服药依从性的 95%；因药物副作用更换方案的患者仅为 7.6%，低于国内 18.7% 的平均水平；艾滋病治疗后的病毒完全抑制率达96%，有效抑制率达 100%；患者的机会感染率由治疗前的 34.7% 降至 1.8%，年病死率低于 0.3%，达世界领先水平，且 98% 的患者完全回归社会，正常工作、生活。

未来的精准医疗更注重个性差异，个性差异事实上是精准治疗的具体体现。

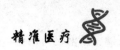

七、精准医疗在心脑血管疾病上的应用

（一）心脑血管疾病

据了解，全世界每年死于心脑血管疾病的人数高达 1500 万人，在我国死亡率达 271.8/10 万，居我国居民死因第一位。心脑血管疾病已严重威胁到人类的生命，特别是 50 岁以上的中老年人，即使应用目前最先进、完善的治疗手段，仍有 50% 以上的脑血管疾病意外幸存者生活不能完全自理。对心脑血管疾病的防治和管理已经成为我国卫生健康工作的首要议题。

心脑血管疾病作为一种慢性非传染性复杂疾病，由遗传和环境因素共同作用所致，存在临床表型与数量性状、单个表型（性状）受多种基因的控制（异质性）、单个基因对多种表型（性状）产生效应（基因多效性），复杂的基因与基因、基因与环境交互作用等特征，这些因素相互之间构成了复杂的致病网络。目前知道的与心血管病相关的基因大概有 300 多种，300 多种里面有 281 种是单基因病（又称为孟德尔遗传病）。对于遗传因素而言，在多基因疾病中，如高血压、冠心病，遗传因素所起的作用占 40%~60%。在单基因疾病中，遗传因素起的作用就更大了，占 80%~90%。

（二）精准医疗对心脑血管疾病的研究

精准医疗可以通过基因检测发现个体的病因，进行针对性的治疗。而且这种诊治更具靶向性，目标越明确，疗效就越好，副作用也就越小。

对于一个高血压病人，测量后表明其血压高，开了降压药，就结束了，这不算精准医疗。有的高血压病人，是由于钠通道突变引起的，我们应该给予他抑制钠通道的药物。这样根据基因检测结果把这种病人就能很好地区分出来，然后针对病因进行治疗。

对于心肌病，已知的有差不多 43 个基因的突变都能引起肥厚性心肌病，心肌病还有可能由其他的病引起。而这些由其他疾病导致的心肌病的临床表现和肥厚性心肌病的临床表现差不多。但是，这些病人通过精诊疗就能找到病因，就可以针对性地用药。

同时通过精准医疗能够发现冠心病、高血压，这些疾病与环境因素都有关，通过对环境、生活习惯、药物的综合运用，可以达到预防、治疗的目的。

八、精准医疗保障优生优育

（一）不能优生优育的病理

研究显示平均每人携带有 30 ～ 50 个隐性单基因遗传病的致病突变，携带者没有任何临床表现，但若父母两人恰巧都是同一种隐性遗传病的携带者，那么有 25% 的可能性会遗传给小孩，致使其出现重度贫血、生长迟缓、发育畸形、多器官缺陷及过早死亡等现象。

这些隐性遗传病在孕期的常规产检难以发现，在胎儿发育时期没有表现出明显的器官畸形。通过二代高通量测序及信息分析技术，目前可提供覆盖人体多个系统最常见的 6600 种单基因遗传病的基因检测服务，为临床诊断和突变筛查提供参考。

疾病是遗传因素（基因）与外界环境共同作用的结果，基因使我们对疾病的易感性产生差异。通过基因检测，人们可以了解自己的"内因"风险，做到有目的、有针对性地预防，降低疾病发生的可能性。对于具有乳腺癌家族史的女性来说，通过基因检测和预防性治疗能够将患病的概率降低 90% 以上。

（二）精准医疗在优生优育上的应用

人体对药物的反应（如药效，代谢能力和毒副作用）存在差异，而在实际的用药过程中由于缺乏个人遗传信息参考，存在很大的盲目性和不安全性。全外显子组测序可以帮助人们降低不必要的医疗支出，更重要的是使用药更具有个性化，疗效更确切，毒副作用更低。例如：肺癌的治疗提倡个体化治疗模式，是基于肺

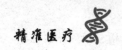

癌患者的驱动基因表达状态，即根据肺癌患者是否存在驱动基因的个体化治疗，仅基于病理分型治疗模式已经无法满足现代肺癌的治疗。其中，EGFR 突变是重要的癌症驱动因子，我国肺癌患者 EGFR 突变率达 30% 以上。吸烟者、女性、腺癌患者中比较多见，有 50% 左右的突变率。大量临床研究显示检测 EGFR 突变可以筛查对靶向药物敏感的人群，从而实现对患者的靶向药物个体化治疗。EGFR 突变型患者可以通过服用靶向药物获得更长的无进展生存期。

另外该方法能准确检测唐氏综合征（T21）、爱德华综合征（T18）、帕套综合征染色体疾病。无创 DNA 产前检测的无创伤性可以避免因为侵入性诊断带来流产、感染风险。而 DNA 测序技术的成熟性能保证技术的准确率，孕妇在 12 周以上即可检测，10 个工作日出检测结果。

国际上，美国已经有此项技术的开展和服务，提供此技术的公司包括 Sequenom 和 Natera 等。并且部分地区（州）此检测费用可由商业保险部分覆盖，因此颇受孕妇欢迎，特别是高龄孕妇。在欧洲，提供此项服务的至少有 LifeCodexx 公司。在中国，已有贝瑞和康等少数具有较强技术实力的公司拥有了此项技术的研发能力。通过与医院合作，该项技术自 2010 年以来在中国已经逐渐铺开，细胞遗传学、血红蛋白病、代谢性遗传病、群体遗传学、优生与基因诊断、免疫遗传学、医学遗传教学、内科遗传学、儿科遗传学、神经精神科遗传病、眼科遗传病等 11 个学组将在精准诊治方面惠及广大孕妇。

九、精准医疗预防及治疗慢性病

（一）慢性病

慢性病全称是慢性非传染性疾病，不是特指某种疾病，而是对一类起病隐匿、病程长且病情迁延不愈、缺乏确切的传染性生物病因证据、病因复杂，而且有些尚未完全被确认的疾病的概括性总称。

慢性病是指以心脑血管疾病（高血压、冠心病、脑卒中等）、糖尿病、恶性肿瘤、慢性阻塞性肺部疾病（慢性气管炎、肺气肿等）、精神异常和精神病等为代表的一组疾病，具有病程长、病因复杂、健康损害和社会危害严重等特点。

（二）精准医疗在慢性病上的应用

现代基因研究发现慢性病诱发的因素很多，首先主要是遗传和变异的因素，其次与年龄、体重超重与肥胖、长期过量饮食、运动量不足、营养失衡、吸烟与饮酒、病毒感染、自身免疫、化学毒物接触等环境因素有关，另外还和人的精神因素有关。

风湿病是一类古老的疾病，在一千多年前我国古代的医学书籍中就有提及。风湿病又是一类新兴的疾病，近三十多年来随着分子生物学、免疫学及人类基因组学的发展，风湿病的发病机制得到越来越深入的研究。发现风湿患者关节内部大量积聚免疫细胞，它们产生的细胞因子白介素－1会与滑膜细胞的受体蛋白结合，导致滑膜细胞分泌促炎症物质。而炎症扩大又会招来更多的免疫细胞，这样的恶性循环最终使关节功能损坏。科学家通过导入新的基因，来破坏这一恶性循环反应链。但这种疗法需要先将患者关节组织取出，经转基因处理、培养后再植入体内，费时而且昂贵。下一步展开腺病毒基因疗法治疗关节炎的临床试验，即以腺病毒为载体直接将新基因导入关节组织，降低治疗成本。风湿免疫病就是一类慢性疾病，和高血压、糖尿病一样，经过正确、规范、有效的治疗和管理，患者大多会有较好的预后和生存质量。

高血压也是一种慢性疾病，近年来致死率呈上升趋势。在高血压引起的死亡中，脑血管病几乎占2/3。因此精准医疗针对高血压提出了筛查和防控为起点，以多因素综合控制为核心，以个体化预警及干预为特色，以降低心脑血管疾病的发生，尤其要以降低脑卒中发病率为目标。

根据不同的基因型，针对不同个体叶酸利用能力的强弱来指导个性化预防，这个手段显得尤为重要。治疗发现，对 MTHFR－677TT 基因型和叶酸基线水平低的人群，使用依那普利叶酸片来治疗高血压、预防脑卒中会有更好的疗效。未来依靠基因检测，凭借精准治疗，越来越多的慢性病可以有效预防和治疗。

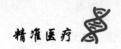

十、对白癜风的精准治疗

（一）白癜风的病理

　　白癜风病情的复杂，造成白癜风在治疗上的困难，乃至难治愈、易复发。通过几大类权威检查找出导致白癜风的一个或几个致病原因与发病机制。白癜风的发生发展与多种致病因子有关，多种发病机制相互作用，免疫、遗传、神经、精神、化学、环境的影响都关乎白癜风的发生发展和预后转归。

（二）精准医疗在白癜风上的应用

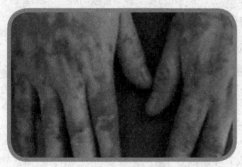

白癜风患者的手

　　通过抗黑素细胞抗体检测发现白癜风患者血清中抗黑素细胞 IgG 抗体并分析其与疾病活动性及发病类型的关系。结论发现白癜风患者血清中抗黑素细胞 IgG 抗体与疾病的活动性及发病类型有一定的关系，支持白癜风与自身免疫有关。

　　通过微循环障碍检测与黑素细胞缺失程度检测发现正常人表皮 MC 有 3 个树突，每个树突有明显的二级分枝，除主干和分支见到膨出的颗粒物质，我们在树突的侧缘底侧和顶端还发现有丝状伪足结构，经 α – MSH 刺激后树突明显变长、变细，主干和分支表面膨出颗粒物质更为密集，许多已脱离枝干，丝状伪足则未有明显变化。

　　通过微量元素检测发现白癜风患者的血液和皮肤中铜或铜蓝蛋白低于健康标准。

　　通过免疫异常检查发现白癜风患者以 11 ～ 30 岁为高峰。泛发性者占 38.9%，合并自身免疫性疾病者占 5.7%，有家族史者占 4.8%。进展期白癜风患者抗黑素细胞抗体及细胞因子水平明显高于正常人、稳定期，但 IL － 6 除外。进展期寻常型白癜风中泛发性患者抗体滴度及 IL － 8 的水平明显高于局限性。结论白癜风与自身免疫有关。

通过白癜风 CT 检查可以针对患者的白斑病进行精准定位，快速扫描其皮下黑色素细胞是否存活以及存活数量，为治愈各种类型尤其是多次久治不愈的顽固白癜风患者提供更加科学、可靠的检查依据。

（三）现在白癜风的种类

人群：儿童白癜风、青少年白癜风、女性白癜风、男性白癜风、老年白癜风。

分型：散发型、泛发型、局限型、肢端型、节段型。

分类：完全性白癜风、不完全性白癜风。

分期：进展期、稳定期。

现在运用精准医疗已经能够完全治愈白癜风。

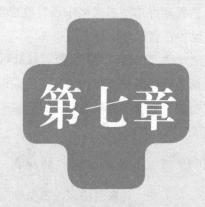

第七章

个人精准医疗准备：做好数据保存

　　DNA是生命天书，DNA分子上AGCT的排列就是这本天书中的文字。天书信息量极大，不仅包含个体的来龙去脉，也包含个体的生老病死；天书是唯一的，世界上没有哪个人会有与你一模一样的DNA，包括所有已经来过这个世界的，和将来会来这个世界的。天书的化学结构极其稳定，除去大自然本身设计的DNA酶、紫外线和空气中的氧，它可以稳定存在上千万年，具有天生的档案性质——天书属性。

一、保存基因就是保存生命天书

我们可以将基因保存比作图纸保存，在现代社会中，大到汽车小到电脑，都会有一套图纸和原厂零配件，目的就是便于日后养护、维修。而对于我们的孩子来说，婴儿时期的基因就是其一生中最原始的"图纸"，人的一生可能会经历意外或遭遇病症，而基因保存就是为疾病医治提供原始图纸，从原始图纸中了解疾病的发生、发展的原因和过程，从而实现精确治疗。通俗一点的说法是，基于基因检测，你可以得知自己患某种病的概率有多大，怎样预防，怎样诊断，怎样治疗等。

婴儿基因保存意义

常温保存的婴儿基因，因为其特有的"原版性"，而成为个体一生基因诊疗的重要手段和依据。若干年后，用于基因突变所致的白血病、肿瘤、心血管疾病、脑神经疾病、糖尿病、肝病、肾病以及老年病等重大疾病的治疗，具有不可估量的医学价值。

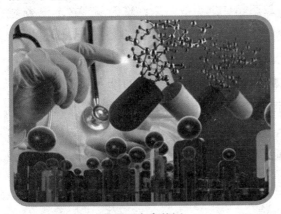

基因研究宣传图

利用常温保存后的婴儿基因，通过对发病后的基因位点与婴儿原始状态下的位点进行比较分析，能正确地判断发生疾病的根源，也就是说，精确地确定与该疾病密切相关的基因突变，为安全有效的定位修复创造了必要条件，使患者早日康复。

由于人类基因组存在单核苷酸多态性以及其他DNA碱基序

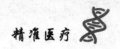
列差异，世界约 70 亿人口中除少数同卵双胞胎外，人与人之间，没有两个人的基因结构是完全相同的。如果在人出生时就将他的基因组 DNA 保存下来，日后在需要时，就可通过 DNA 指纹技术准确进行个体识别和亲权鉴定。

婴儿基因保存是从口腔黏膜上皮细胞中提取、纯化细胞核 DNA，经特殊生物技术处理后去氧封存。若干年后，用于基因突变所致的白血病、肿瘤、心血管疾病、脑神经疾病、糖尿病、肝病、肾病以及老年病等重大疾病的治疗。

婴儿基因保存包含了个体的全部生命信息。在现有的科技条件下，已能将其中的部分基因表达再现，在未来很长的时间内，将能表达完整基因组 DNA 的全部生命信息，进而表达完整的细胞。

保存的基因要比保存的细胞稳定得多，尤其采用恩氏基因的专利技术，可以在常温条件下，至少在 100 年内保持 DNA 的理化性质和生物学活性稳定不变。

二、婴儿基因保存的理论支撑

基因数据是提取体细胞核内的基因后储存起来，保留基因上携带的人体遗传信息和生物学活性，将个体的基因提取出来后，进行人体基因组全序列测序，并将测序结果以数据形式保存起来，这些数据是能用于基因诊断、个体基因治疗的有效信息。人类基因组计划完成以来，基因测序技术已经有了很大进步，全基因组测序的费用从 30 亿美元下降到 1000 美元。但是，二代测序的准确性尚不够理想，测定结果常需要一代测序技术来进行验证。况且，一方面 DNA 分子中的信息除了 AGCT 单核苷酸的排列顺序外，还有甲基化修饰等其他目前未知的信息存在。另一方面，DNA 分子十分稳定，本身就是最理想的信息存储媒介，科学家正在利用 DNA 开发存储数据的高效能光盘。因此，保存基因是最明智的选择。

（一）婴儿基因保存的理论支撑

婴儿基因保存是从孩子一出生就为他一生的健康所做的一个重要准备，是跟进行体育锻炼与保持健康的生活方式同样重要的健康基础。

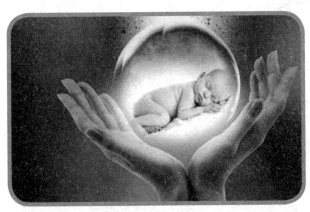

婴儿遗传了父母的基因，它的基因组具有高度的稳定性与保守性。婴儿基因是原始的、最初的基因版本，因为婴儿没有受到各种外界环境的污染。这一"原版"基因可以用于分阶段分析自身基因受损程度，是个体一生基因诊疗的重要依据。人体确

基因保存宣传画

实会因为环境影响而发生基因突变或基因受损，导致诸如癌症的疾病。但这些突变只发生在身体局部的某些细胞内，其他部位的基因序列理论上来说也会依然和出生时一样，但是在实际的生活过程中，我们的基因会发生或多或少的受损或者无义突变，基因组非关键位点的突变只是造成了突变的积累，不影响细胞的正常生长，称为无义突变。而关键位点的突变则会影响细胞的生长，一组关键位点的组合则会让细胞癌变，称为肇事突变。因此，没有婴儿时期的原始的基因序列作为参照，就无法真正、确切地说没有发生病变的其他部位的基因序列一定和出生时的基因序列完全一样。通过比较原版婴儿基因与个体不同年龄阶段的基因结构，可以对其健康状况以及患病的风险进行预测，从而帮助早期诊断、预防和早期治疗，以提高健康水平。

遗传病的缺陷基因存在于父母的生殖细胞（精子或卵子）中，胚胎发育的早期就已经含有这些疾病信息，无论什么年龄段检测都能检测出，并且基因检测技术只是测到相关基因，了解和预测疾病发生的可能性，目前并不能改变基因使其恢复正常。如果能康复，遗传病就不存在了。即使父母都检测出基因突变并且知道是哪组基因突变，但并不能通过改变基因来治病，发病后还是得靠药物调养。所以保存婴儿时期 DNA 不能用于先天性遗传疾病的诊断，但是由于后天环境和不良生活习惯发生基因突变最终导致疾病的，能够通过对比婴儿时期的原始的基

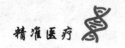
因序列，用恩氏基因检测技术测到相关已经发生突变的基因，达到诊断突变位点的目的。

（二）婴儿基因保存的意义

我们不可能采集绝对原始的受精卵基因样本，只有婴儿基因是受外界影响最少、最接近受精卵的原始基因样本。

婴儿时期尚未受到外界环境的广泛影响，其基因结构原汁原味地保持着先天遗传的版本，是原始的、纯的基因版本。这就好比一片未曾开发的森林，我们称之为原始森林。

但是，在后天的生活过程中，由于外界环境污染的影响、个人不良的生活方式、可能受到突发病毒的攻击等，而发生变化（基因突变），此时的基因结构会有所不同。

尤其是婴童时期，孩子的脏器功能发育不全，免疫功能不足成人的十分之一，更容易遭受环境污染的侵袭。同时婴儿又是流行性感冒、支气管炎、肺炎的易发人群，抗生素的使用较为广泛，而抗生素的毒副作用，尤其是滥用，对基因的影响更大。

因此，婴儿基因的原版性是很短暂的，我们应该及时保存婴儿基因，它是相伴孩子一生的原始"图纸"和原始"备件"，是孩子一生所需要的独一无二的"健康备份"，是今后基因诊断和基因治疗的宝贵材料。

三、婴儿基因的保存方法

（一）婴儿基因保存原理

基因保存是个性化医疗时代发展出来的概念。个性化医疗，是指以个人基因组信息为基础，为病人量身设计出最佳治疗方案。依托基因技术的发展，基因保存是指把生物体内的细胞 DNA 存储起来，保留其原有 DNA 上的所有信息和生物学活性的过程。基因保存的基本方法是从口腔黏膜上皮细胞中分离、提取、纯化细胞核中的 DNA，并通过生物技术的方法来进行 DNA 保存的一种技术。一般情况下，基因保存通常指婴儿基因保存。

（二）婴儿基因保存方法

1. DNA 保存

基因保存分为 DNA 保存和基因档案保存：前者是提取 DNA 后储存起来，保留 DNA 上携带的人体遗传信息和 DNA 的活性，后者是将个体的 DNA 提取出来后，进行人体全基因组序列测序，并将测序结果以数据形式保存起来，这些数据是能用于基因治疗的有效信息。而婴儿 DNA 保存是先保存下来，个体后期有需要用的时候再进行婴儿时期 DNA 序列的测序，与婴儿时期的相对原始的基因序列进行比对，为突变位点的寻找提供依据。

根据 DNA 保存的环境和方式方法来决定的不同的保存方法有不同的保存期限。

（1）DNA 的结构。

DNA 是生命信息的载体，DNA 的双螺旋结构使其具有稳定的化学性质。

（2）外界影响因素。

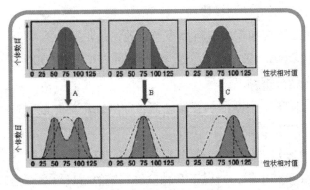

个体数目与性状图示

如果避免 DNA 水解酶、氧化、微生物、紫外线、高温、高压等破坏因素，即生物、化学、物理的破坏因素，DNA 就可以稳定保存下来并被利用。

但是具体保存的时长是根据使用的方法来断定的。比如液氮保存法、电制冷保存、DNA 纳米分子包覆后置于零下 80 ℃保存、采用特殊介质常温储存等等。以上列举的每一种方法保存的年限都不同。提取 DNA 的技术，需要首先抑制核酸酶活性，再将细胞内其他物质全部除去，纯品 DNA 隔绝氧气、紫外线，可以长期稳定。

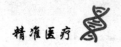
2.DNA 本身就是最好的数据存储媒介

英国研究人员用人工合成的脱氧核糖核酸 (DNA) 存储文本文档、图片和声音文件等数据，随后完整读取。DNA 分子是一种令人难以置信的密集存储介质，1 g DNA 能够存储大约 2 拍字节，相当于大约 300 万张 CD 用 DNA 存储数据保存时间可能长达数千年。与硬盘、磁带等存储介质不同的是，DNA 不需要经常维护。就读取方式而言，DNA 存储不涉及兼容问题。研究人员认为，一些不常用却需要保存的信息，譬如政府文件、历史档案等，尤其适合用 DNA 存储。不过，他们坦承，鉴于实验室合成 DNA 分子的成本，现阶段用它来存储信息"惊人得昂贵"，但随着技术发展，"基因硬盘"有望进入寻常百姓家。

四、DNA 保存着千万年前生物的信息

基因（DNA）是遗传物质，承担着储存全部生命信息的重担，亿万年生物进化选择了 DNA 作为遗传物质就是因为其化学性质极其稳定。它的天敌是核酸酶、氧化和紫外线，只要利用特定试剂瞬时抑制核酸酶活性干燥、隔氧、避光保存，DNA 可以保存千万年。很多顶级论文和权威资料都报道过无论是化石中的 DNA 还是琥珀中的 DNA、骨骼中的 DNA，只要符合上述稳定条件，有超过 4000 万年的 DNA 样本，仍然可以用来做分析测序。

2003 年，英国牛津大学的科学家在西伯利亚和新西兰研究土壤标本的时候发现：DNA 可以在土壤中保存 40 万年。

丹麦哥本哈根大学的 Morten Allentoft 和澳大利亚佩斯市默多克大学的 Michael Bunce 率领古遗传学家研究小组，对属于 3 种已经灭绝的古代巨鸟（恐鸟）的 158 根腿骨化石进行了研究。通过比较样本的年代以及 DNA 分解的程度，研究人员推算出 DNA 的半衰期为 521 年。这项研究成果发表在 2012 年 10 月 9 日的英国《皇家学会学报 B 卷》上。

2013 年，据中国科学报：研究者已经从 5300 年前的人类遗骸"冰人奥茨"身上提取了基因组，还将尼安德特人的 DNA 进行了测序，至此人们可能会认为

已经能够把古人类的整个遗传代码完整地排列出来了。但是，这些研究使用的样本都是"完美的样本"，它们基本上深藏于冻结的土壤、冰雪或寒冷的洞穴中，研究者就是从这类样本中提取的骨骼、牙齿或者毛发。

五、国外的婴儿基因保存现状

在美国、欧盟、澳大利亚等发达国家，都建有提供基因保存服务的机构。目前全球比较知名的有美国专业的基因保存公司 DNA Spectrum Inc。另一家美国公司 Dnacapsule Inc，与恩氏基因有类似的保存方法和大于 100 年的保存期限。

（一）国外基因保存

DNA Spectrum 公司总部位于凤凰城，同时在拉斯维加斯、塞尔镇都设有办公点，主要业务包括基因保存，以及后续的基因遗传分析、健康相关分析指导等。公司实验室通过 AABB（American Association of Blood Banks，美国血库学会）认证以及 ISO 认证，公司发布产品信息均来自于基因遗传学和健康方面的权威研究。

DNA Spectrum 公司在开展基因保存的工作中，特别强调：一生之中人类基因组会逐渐变化，随着科技进步，新的治疗方法不断涌现，保存一份自己最年轻时的 DNA 十分重要。我们的服务可以让您从提供样本时，就开始保存您的全部基因组和表观基因组。

澳大利亚墨尔本基因健康服务中心能为在澳大利亚出生的婴儿提供基因样本的保存服务。

日本庆应大学一个研究小组最近开发出一种可长期保存数据的新技术：利用活细菌替代磁盘和光盘等存储媒介，从而将数据保存数百年甚至数千年时间。美

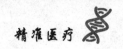
国《探索》杂志曾披露了这项研究的详细过程。

英国研究人员用人工合成的脱氧核糖核酸（DNA）存储文本文档、图片和声音文件等数据，随后完整读取。

欧洲生物信息学研究所的比尔尼和戈德曼在 DNA 上对文档进行编码，先将 text 文本、图像或者声像资料转换为二进制码，然后用戈德曼编写的软件，将其进一步转换为 A、T、G、C 四种编码。之后，他们为数千个 DNA 片段拟定了蓝本，每一片段都包含有一个文档片段。

（二）我国基因保存

在我国，台湾博微生物科技股份有限公司的基因采集服务点也已遍及台湾岛内许多城市；台湾博微生物科技股份有限公司创立于 1999 年，在 2004 年推出基因保存业务，至今发展至近 50 个采集点，全面覆盖整个台湾岛。此外，博微还推出了 SNP 健康预防分析服务、DNA 疫苗等项目。公司曾多次获得台湾"生技医疗品质金奖""小企业创新奖"。

台湾博微公司在开展婴儿基因保存的工作中，特别强调：基因治疗成为治疗各种疾病的趋势，我们应及早做好 DNA 保存与建档，以防范未来的不时之需。储存时机愈早愈好。

杭州恩氏基因则主要为大陆的居民提供此项服务，"基于固相吸附法的婴儿基因保存"的专利技术具有常温固态保存的特点，可实现家庭自我保管的方式，因此收费较低。

六、中国基因保存技术的大突破

在美国、欧盟、澳大利亚等发达国家，都建有提供基因保存服务的机构，基因保存的理念已经相当成熟。我国恩氏基因保存的技术已经相当成熟，但大众进行基因保存的观念还远远落后于发达国家。目前国内的基因保存主要分布在极小规模的特殊领域，但是恩氏基因保存作为 21 世纪为健康做个性化准备的高新技术，必然会得到政府、商业机构和大众的重视。

（一）我国基因保存技术的大突破

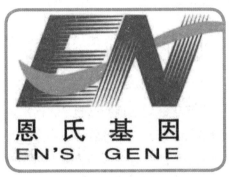

恩氏基因公司的商标

杭州恩氏基因技术发展有限公司主要从事人体基因保存和检测等相关服务和产品开发，属国家重点支持的高新技术范围，2008 年起至今一直被认定为高新技术企业并建有独立的研发中心和实验室。

基因就是 DNA，DNA 的宽度只有头发丝的十万分之一，我们正常人肉眼是看不见的。婴儿基因保存与传统的实验室提取 DNA 在保存年限和保存方式上都是不同的。常规保存 DNA 的方法一般为低温保存，而婴儿基因保存机构提倡常温固态保存。

目前，恩氏基因采用的专利技术具有常温固态保存的特点，可以实现家庭自我保管。恩氏基因为国内唯一一家提供专业婴儿基因保存的服务机构。

恩氏基因公司的两项国家发明专利："人体基因组 DNA 样本的制备方法"和"人体基因组 DNA 样本的制备封存方法及封存装置"。技术核心是利用特定试剂瞬间抑制核酸酶活性、多步骤分离纯化制备超纯的 DNA，然后利用 DNA 固相吸附技术，配合充氮密闭隔绝氧气和水分、金属外套防护紫外线辐射的保护设计，DNA 保存品稳定保存 100 年是一个保守的质量保证。基因保存技术除该公司的专利技术之外，还有液氮保存技术、电制冷保存技术、纳米分子包覆保存技术和常温固态保存技术，每种技术各有自己的特点。

"基于固相吸附法的婴儿基因保存集成技术及产品"列入 2008 年国家科技部、财政部、国税部、地税部四部联审的"科技型中小企业技术创新基金"无偿资助项目，于 2010 年经过我国专家的论证评审，获得了科技部的"项目验收合格"证书。

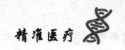

浙江大学妇产科医院、浙江省医科院、复旦大学、上海交通大学、同济大学、上海免疫学研究所等专家充分肯定了婴儿基因保存对于婴儿一生健康的重要医学价值，"婴儿基因保存技术的推广应用"列入浙江省医药卫生科技成果重点推广计划。到目前为止，已有近十万家庭为孩子选择了婴儿基因保存。

越来越多的家庭为孩子选择基因保存，作为送给新生命的第一份礼物，同时为孩子的健康投一份保障。基因保存就是保存婴儿基因，经过生物技术处理，采用特殊的介质和方法保存。基因在很多不知名情况下决定了很多事情，婴儿基因保存则从孩子一出生就为他一生的健康做了一个重要准备。

（二）基因数据的唯一性

你知道在你身上什么东西比钱更有价值，并且还是唯一的吗？答案就是你的基因组。就像你的钱一样，你的基因组也应该被尽可能安全地存储起来。而那些负责存储你基因组的机构应该对如何存储、使用以及分享它进行监管。

随着医学科学的进步，人们能够控制和管理他们的个人基因组将变得越来越重要。为了让这一切变得可能，我们需要建立一个正式的、规范的基因组银行系统。像政府对保管钱的银行实施监管一样，我们必须有一个同等的系统来监管这些机构对基因组信息的管理。因为，只有保证了安全性，我们才能够利用这些不断增多的基因组信息无限的潜能对个体和人类进行改良。

事实上，每个人的基因组数据都有可能挽救或改变生命。在我们的遗传密码中，每个人都有一串独一无二的连接在一起的 30 亿左右的小分子（碱基）。这些密码对我们的健康和幸福有着重大的影响。它决定着我们眼睛的颜色、我们能长多高、我们患癌症的相对风险等等。你的基因组对你的孩子和家庭的其他成员也有着很大的影响。如果家庭中的一个人患了遗传性疾病，比如乳腺癌或者亨廷顿舞蹈症，那么患者基因组中的信息对决定家庭其他成员是否也存在患病风险至关重要。

基因组数据在医学研究中也变得越来越重要。阿尔茨海默氏症的研究表明，迄今为止很多临床试验失败的原因之一是因为研究没能在患者患病的早期阶段进行，然而早期检测在现在非常有挑战性。在未来，很有可能发生这种情况，亲戚中有人患病后，通过一个简单的血液测试就能帮助家庭中的其他人估计他们患病的风险。这样一来，就需要通过研究找到早期诊断的最佳标志物，以便新的阿尔茨海默氏病药物进行临床试验。

（三）基因数据保存的伦理问题

说了这么多好的，其实基因组测序也有黑暗的一面。黑客可以闯进数据库随意篡改基因组数据的主人，也可以发现某人基因组中先前不为人知的敏感信息，或者揭露研究人员试图隐瞒公众的领域。

最著名的一个例子就是詹姆斯·沃森 (DNA 双螺旋结构的发现者之一)，他在 2007 年就几乎公开了他全部基因组的信息。但其中一个叫 APOE 的基因信息被保留了，该基因有助于预测阿尔茨海默病的风险。沃森发表他的基因组的时候保留了 APOE 基因的 DNA 片段。很明显，发布你的基因组信息可能需要承担隐私风险。

在 2013 年 1 月，马萨诸塞州举世闻名的 Whitehead 研究所的一名研究员跟踪研究了他从 DNA 数据库中随机选择的五个人。仅通过他们的 DNA、年龄以及他们所住的国家在几小时内就确定了这五个人是谁以及他们的一些亲戚。

这样让人不安的事例还有很多，一些人担心保险公司或者他自己任职的公司会因为基因信息歧视他们。尽管这是不合法的，但是还是会让人担心。

虽然一些专家表明我们已经进入了基因组时代，但是却存在着隐私风险的问题。他们鼓励人们向大型的公共数据库捐赠自己的 DNA，以便能够更快地推进基因检测和诊断。但是很多人需要确定的是他们的基因组信息是安全的，有严格的管理标准。

笔者的建议是为基因组银行系统制定严格的规则，对如何存储、使用、转移基因组数据进行管理，就像我们在银行存钱、转账一样。一旦建立了这样的系统，并广泛宣传，那么会有更多的人信任它。随着越来越多的人参与进来，我们最终能够进入一个真正的基因组时代。

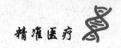

七、做好健康数据保存的准备

健康相关的生物大数据还包括：遗传家系、居住环境、工作条件、精神压力、生活习惯、大量可穿戴设备数据等。

（一）个人病历

病历（casehistory）是医务人员对患者疾病的发生、发展、转归，进行检查、诊断、治疗等医疗活动过程的记录。也是对采集到的资料加以归纳、整理、综合分析，按规定的格式和要求书写的患者医疗健康档案。病历既是临床实践工作的总结，又是探索疾病规律及处理医疗纠纷的法律依据，是国家的宝贵财富。病历对医疗、预防、教学、科研、医院管理等都有重要的作用。病历是医生诊断和治疗疾病的依据，是医学科学研究的很有价值的资料。

（二）家系

家系（pedigree）亦称"系谱"，是指记录某一家族各世代成员数目、亲属关系以及有关遗传性状或遗传病在该家系中分布情况的图示。动植物育种学上是指由共同祖先繁殖所得的后代。植物育种上的家系是指从群体中选出的某一个个体自交产生的后代，或由于两个个体杂交产生的后代，或由一个个体产生的后代（根据母本而不是根据父本来判别）等，通过不同程度的同系交配产生的家系，分别进行繁育，然后在家系间进行选择。

在医学遗传学上是指亲缘关系较近家族成员的某一遗传病发病情况的调查。系谱分析有助于区别单基因病和多基因病。其次，由于存在遗传的异质性，表现型相同或相似的遗传病常可由遗传方式不同而加以区别。因此，系谱分析也有助于区分某些表现型相似的遗传病以及同一遗传病的不同亚型。

（三）居住环境

一个家庭的健全完美，源于每个成员的身体素质与事业前程。每一个人的身体素质源于本人的先天基因与居住环境和工作环境基因。特别是居住环境，导致每一个人的思想意识与身体素质发生变化，直接影响每个人的健康与前程。

（四）工作条件

不同的工种有不同的工作条件，不同的工作条件和工作环境对人身体的影响是不一样的，环境对基因的影响不同。

（五）精神压力

长期承受巨大压力引起的情绪过于紧张、精神压力大能够引起内分泌失调，而且精神压力大的人一般都伴有熬夜、休息不足等生活不规律的生活方式，这样对内分泌的不良影响就会更加严重。而且，精神压力大机体免疫力也会受到影响，如果体内存在致癌基因，当免疫力下降时这些致癌基因就容易癌变。

（六）生活习惯

当今科学界已经证实，过热、过凉、过咸、过甜、过酸、过辣、过肥腻的饮食习惯，都是影响身体健康的重要因素。吸烟影响健康，是人们一致认同的恶习，不但有害自己的身体健康，还会给他人、社会、家庭带来伤害。

（七）大量可穿戴设备数据

大量可穿戴设备数据更是如此，比如：手机、随身医疗电子产品等。

综上,这些数据为精准医疗的分析、比对、治疗方案的确定都提供必要的帮助。

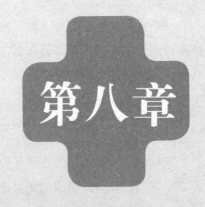

第八章

精准医疗推动多产业的发展

目前，中国医疗支出占 GDP 比例仅为 5.4%，而美国接近 18%，中国医疗健康行业增长潜力巨大。随着精准医疗被我国政府纳入"十三五"规划，中国的精准医疗将成为拉动经济的新的增长点。中国医药市场规模从 2005 年以来一直保持快速增长，2015 年销售额已达 770 亿美元，预计未来还将以每年 13% 的速度保持持续增长。以"精准"作为切入医疗电子技术产业的突破口，帮助医生为患者提供更加精准的个性化定制医疗方案，将推动中国医疗设备、医疗服务、基因检测及大数据等的巨大发展。

一、精准医疗推动生物工程制药的发展

精准医疗推动生物工程制药的发展。所谓基因工程制造药是以分子遗传、分子生物、分子病理、生物物理等基础学科的突破，以及基因工程、细胞工程、发酵工程、酶工程和蛋白质工程等基础工程学科的高速进展为后盾的。基因工程药物又称生物技术药物，是根据人们的愿望设计的基因，在体外剪切组合，并和载体 DNA 连接，然后将载体导入靶细胞（微生物、哺乳动物细胞或人体组织靶细胞），使目的基因在靶细胞中得到表达，最后将表达的目的蛋白质纯化及做成制剂，从而成为蛋白类药或疫苗。目前人类 60% 以上的生命科学成果集中应用于医药工业。这些药物包括细胞因子、菌苗、疫苗、毒素、抗原、血清、DNA 重组产品、体外诊断试剂等等，在预防、诊断、控制乃至消灭传染病，保护人类健康，延长生命过程中发挥着越来越重要的作用。基因工程药物引入医药产业，由此引起了医药工业的重大变革，使得医药产业成为最活跃、发展最快的产业之一。

（一）世界基因工程制药的发展

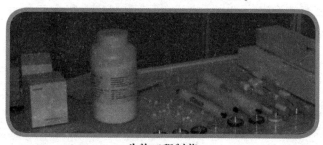

生物工程制药

全世界基因工程药物持续 6 年销售额增长率都在 15%～33%。据不完全统计，欧美诸国目前已经上市的基因工程药物有 100 多种，还有约 300 种药物正在临床试验阶段，处于研究和开发中的品种约 2000 个。美国，每年在这方面的投资高达数十亿美元，已成为国际公认的现代生物技术研究和开发的"领头军"。日本、欧洲等地也都

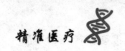

根据各自的特点制定出符合本国国情的发展战略和对策，亚洲的韩国、新加坡等也着手这方面的研究和开发，我国也是积极跟进。

基因工程药物在治疗肿瘤方面、治疗病毒感染方面、治疗艾滋病方面、治疗其他疾病方面取得巨大成绩。在干扰素、生长激素、红细胞生成素、白细胞介素、集落刺激因子等方面取得长足的进展。在生理活性物质的生产方面、抗体的生产方面、疫苗的生产方面取得了广泛运用。

（二）我国在基因工程制药方面的主要表现

（1）当前各种疾病中，肿瘤的死亡率高居前列，我国每年大约有 100 万人被诊断为肿瘤，死于肿瘤的患者达 54.7 万。全国每年用于治疗肿瘤的费用高达 150 多亿美元。肿瘤是多种机制导致的复杂疾病。现在仍主要运用早期诊断、手术、放疗、化疗等手段进行综合治疗。未来的 10 年内抗肿瘤生物药物会迅速增多。如利用基因药物抗体抑制肿瘤的发展和扩散，利用基因治疗法对肿瘤进行治疗（使用 γ－干扰素基因对骨髓瘤的治疗），利用导向 IL－2 受体的融合毒素对 CT－CL 肿瘤进行治疗。应用基质金属蛋白酶 (TNMPs) 来抑制肿瘤血管的生长，可以阻止肿瘤的转移。这类药物将来会成为抗肿瘤的主要治疗剂，现在有 3 种药物开始了临床试验，很快就有可能广泛应用。

（2）神经退化性疾病：现在利用生物技术治疗老年痴呆症、脑卒中、帕金森氏病及脊椎损伤的药物，如胰岛素生长因子 rhIGF－1 目前已开始临床应用。用于治疗末梢神经炎和脑萎缩硬化症的神经生长因子 (NGF) 以及脑源神经营养因子 (BDNF) 都开始Ⅲ期临床试验。全国每年脑卒中患者大概 60 万，每年死于脑卒中的患者达 15 万。现在有效治疗脑卒中症的药物不多，特别是很少有可治疗不可逆脑损伤的药物，Cerestal 已被证明能对脑卒中患者的脑力有显著改善和稳定作用，已经进入Ⅲ期临床试验。

（3）自身免疫性疾病：很多疾病都是由自身免疫缺陷引起，如红斑狼疮、哮喘、多发性硬化症、风湿性关节炎等。我国风湿性关节炎患者多达 4000 多万，每年花费巨额医疗费，很多制药公司正对这类疾病进行研究。如 Genentech 公司研制出一种治疗哮喘的单克隆人源化免疫球蛋白 E 抗体，进入了Ⅱ期临床试验。美国 Cetor's 公司开发出一种用于治疗风湿性关节炎的 TNF－α 抗体，治疗的有效率达 80%。有些公司运用基因疗法治疗糖尿病，治疗方法是把胰岛素基因导入到糖尿病患者的皮肤细胞，然后把这些细胞注入人体，让这些工程细胞可以进行全程胰岛素供应。

(4) 冠心病：我国每年有接近一百万人死于冠心病，每年都要花费高额的治疗费。未来 10 年，防治冠心病的药物将推动制药工业迅速发展。Centocor's Reopro 公司利用单克隆抗体对冠心病引起的心绞痛治疗以及对心脏功能的恢复取得了成功，这标志着诞生了一种新型冠心病治疗药物。随着基因组科学的建立以及基因操作技术的迅速发展，目前基因治疗与基因测序技术正在进行商业化开发，推动了治疗学的发展。利用转基因技术构造转基因动物和植物，可以实现产业化开发，以转基因绵羊为载体生产蛋白酶 ATT 抑制剂来治疗囊性纤维变性和肺气肿疾病，进入到了Ⅱ、Ⅲ期临床试验。

二、精准医疗促进基因编辑技术的发展

据统计人体内已命名的基因共有 25 000 多条，目前已知一部分基因的突变会引起各类疾病。对于此类疾病的治疗，最本质的手段是通过一些方法将突变的遗传物质矫正回原来的状态。这都需要基因编辑技术。

基因组编辑技术（Genome Editing）是一种能够对目的基因组进行定点改造，从而对未知功能基因进行研究和基因治疗的技术。

（一）基因编辑技术的作用

基因编辑在疾病治疗方面的应用模式主要为：矫正/沉默有害突变，插入保护性突变，加入治疗性基因以及敲除病毒 DNA。对于突变引起的有害基因的活化，可以通过简单的沉默或敲除的方式达到治疗的目的，如亨廷顿氏舞蹈症（一种显性突变引起的家族性遗传病），但是对于突变引起正常基因的失活，则需要通过

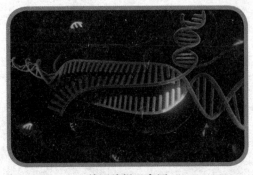

基因编辑示意图

一定的方式对目的序列进行编辑，使其恢复到原有的健康状态，如泰萨氏病（一种隐性基因突变引起的遗传性疾病）。

传统的基因组编辑技术有 Cre-LoxP、Flp-Frt 技术等，优点是重组效率高，缺点是耗时长，需要依赖胚胎干细胞。人工核酸内切酶介导的基因组编辑技术目前应用最普遍，其优势是摆脱传统技术对于胚胎干细胞的依赖，并且使用范围广，在临床应用上有很大的潜力。

人工核酸内切酶介导的基因组编辑三大技术包括 ZFNs、TALENs 和 CRISPR/Cas9 技术。其中 ZFNs 技术整合效率高，可用于治疗艾滋病；TALENs 技术构建较为简单，可用于治疗白血病；CRISPR 系统最大优势在于能够同时实现多个基因的编辑，并且靶向效率更高。

（二）当代基因技术的发展

目前，已经有多种模式生物实现了目的基因组 DNA 的编辑，基因组编辑技术既为这些模式生物中功能基因的研究做出了贡献，也为相关疾病的研究打下了基础。我国科学家丁秋蓉首次证明可以通过体内特异靶向敲除 PCSK9 基因来防治心血管疾病的新基因治疗方案，被美国心血管学会选为 2014 年心血管领域十大进展之一。

基因组编辑技术未来的发展趋势有：与干细胞结合构建疾病模型，编辑干细胞基因制备治疗性干细胞，编辑免疫细胞基因制备治疗性免疫细胞，深入解析人类基因组学信息，开发 CRISPR 基因编辑技术为新的基因治疗方案。该技术也面临体内编辑的脱靶率和长期安全性等的障碍，因此寻找高效、特异、安全的体内运输方式，并且同时全面评估 CRISPR 系统用于临床基因治疗的可能性。

目前国外涉及基因组编辑技术的公司有 Intellia Therapeutics 公司、CRISPR Therapeutics 公司、Editas 公司等。

三、精准医疗促进基因测序公司的发展

未来医疗发展之路会走向更加个性化的、有针对性的、依赖大数据分析的、以预防疾病为宗旨的新型模式，目前所有的变革和颠覆都离不开革命性的技术——二代基因测序。

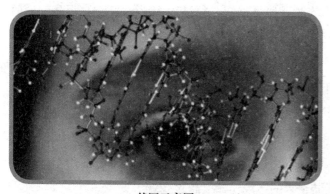
基因示意图

（1）二代基因测序是基因学领域中增长最快的子行业，超过基因芯片和 PCR 技术。2014 年二代基因测序的全球市场为 25 亿美金，预计 2020 年将达到 87 亿美金，复合增长率 23%。

（2）测序技术在近两三年中又有新的发展。PacBio 公司的 SMRT 和 Oxford Nanopore Technologies 纳米孔单分子测序技术，被称为第三代测序技术。与前两代相比，它们最大的特点就是单分子测序，测序过程无需进行 PCR 扩增。

其中 PacBio SMRT 技术其实也应用了边合成边测序的思想，并以 SMRT 芯片为测序载体。基本原理是：DNA 聚合酶和模板结合，4 色荧光标记 4 种碱基（即是 dNTP），在碱基配对阶段，不同碱基的加入，会发出不同光，根据光的波长与峰值可判断进入的碱基类型。同时这个 DNA 聚合酶是实现超长读长的关键之一，读长主要跟酶的活性保持有关，它主要受激光对其造成的损伤所影响。PacBio SMRT 技术的一个关键是怎样将反应信号与周围游离碱基的强大荧光背景区别出来，利用的是 ZMW（零模波导孔）原理：如同微波炉壁上可看到的很多密集小孔。小孔直径有考究，如果直径大于微波波长，能量就会在衍射效应的作用下穿透面板而泄露出来，从而与周围小孔相互干扰。如果孔径小于波长，能量不会辐射到周围，而是保持直线状态（光衍射的原理），从而可起保护作用。同理，在一个反应管(SMRTCell: 单分子实时反应孔)中有许多这样的圆形纳米小孔，即 ZMW(零模波导孔)，外径 100 多纳米，比检测激光波长小（数百纳米），激光从底部打上去后不能穿透小孔进入上方溶液区，能量被限制在一个小范围里，正好足够覆盖需要检测的部分，使得信号仅来自这个小反应区域，孔外过多游离核苷酸单体依然留在黑暗中，从而实现将背景降到最低。另外，可以通过检测相邻两个碱基之间的测序时间，来检测一些碱基修饰情况，即如果碱基存在修饰，则通过聚合酶时的速度会减慢，相邻两峰之间的距离增大，可以通过这个来检测甲基化等信息。SMRT 技术的测序速度很快，每秒约 10 个 dNTP。但是，同时其测序错误率比较高（这几乎是目前单分子测序技术的通病），达到 15%，好在它的出错是随机的，并不会像第二代测序技术那样存在测序错误的偏向，因而可以通过多次测序来进行有效的纠错。

(3) 基因测序仪已被欧美企业垄断，增速放缓，2014—2020 年，测序仪的复合增长率是 15.4%; 基因数据的分析和解读是目前测序行业最大的难点和瓶颈，基因测序信息学全球市场 2012—2018 年复合增长率 23%。下游应用市场以科学研究为主，肿瘤检测占下游最大的市场份额（超过 35%）。

测序服务将成为测序市场增长最迅速的子板块，2011—2016 年复合增长率 29%，预测 2016 年，测序服务的市场容量将超过测序仪器。

四、精准医疗推动研发合作

精准医疗的概念已经逐步走进千家万户，作为上游与下游的各个公司之间的合作从来没像今天这么紧密。

美国洛克希德·马丁公司和 Illumina 公司宣布达成新的战略联盟，致力于更普适的基因组学研究从而为本国人民提供广泛的个性化医疗服务。该合作将 Illumina 公司的高通量测序仪与洛克希德·马丁公司的大规模信息系统联合起来，并纳入国家卫生系统以满足医疗需要。

生物药公司默克雪兰诺和 Illumina 公司已经达成合作开发一项全面的新一代肿瘤测序技术，双方将通过下一代测序技术进行基因组研究，并且推动多种诊断技术的发展。

安诺优达基因科技（北京）有限公司和 Illumina 公司在北京和美国圣迭戈同时宣布双方就联合开发应用于生育健康的高通量测序平台进行合作，而且双方将联合为中国市场开发便于用户操作的产前 DNA 检测平台。

Illumina 公司宣布，与德国默克公司、澳大利亚生殖公司 Genea 结成联盟，以提高生育能力相关技术和实验进程。

Warburg Pincus 公司、Sutter Hill Ventures 公司和 Illumina 公司宣布，合作成立了一个叫作 Helix 的消费者基因组学公司，目前该公司已经获得了超过 1 亿美元的融资承诺。据悉，成立 Helix 是为了提供消费者可以负担的、第三方合作伙伴进行的测序和数据库服务。

英国伯明翰女子国民健康保险信托基金会宣布联合 Illumina 公司共同开发非侵入性产前诊断；作为服务的合作伙伴，Illumina 公司将会同经营伯明翰妇科医院的基金会的研究者共享有效的技术来进行无创产前诊断。

广州燃石医学检验所有限公司和 Illumina 公司在中国广州和美国圣迭戈正式宣布双方达成合作，燃石医学将基于 Illumina 公司的二代测序技术开发先进的肿瘤分子诊断临床应用方案。此次合作凸显了基因组学对于推动中国医疗的发展日益重要。

Illumina 公司将与 Hartwell Autism Research and Technology Initiative（HARTI）合作，该公司将从精神卫生研究所遗传资源数据库里面，为 5000 名自闭症患者和他们的家人进行基因组测序，并建立成数据库，而研究人员可以访问数据库并进行相关的分析。

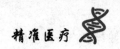

五、精准医疗催生基因数据落地

精准医疗促进医疗行业的发展，同时医疗行业早就遇到了海量数据和非结构化数据的挑战，海量数据将在临床辅助决策、医疗质量监管、疾病预测模型、临床试验分析、个性化治疗等方面发挥巨大的作用，从而提高医疗效率和医疗效果。

（一）基因数据医疗方面的表现

（1）在临床辅助决策方面。精准分析包括病人体征数据、费用数据和疗效数据在内的大型数据集，可以帮助医生确定临床上最有效和最具有成本效益的治疗方法。医疗护理系统也将有可能减少过度治疗，以及治疗不足。在一个大型医疗机构内部，通过对患者症状及主诉的描述，系统可以给出几套可能的诊断及治疗方案，并通过对各种治疗方案的提取及比对，可以给临床医生提供最佳的诊疗路径，对减少住院天数、降低诊疗费用提供了最贴近实际的帮助。

（2）在医疗质量监管方面。通过对医院内部数据的分析，可以充分地发挥医院自我评价的作用，促进医院内部"医疗质量和医疗安全"的持续改进。运用质量管理原理和方法，追踪个案病例，研究一个病人的服务全过程，将所涉及的各专业和科室贯穿在一起进行整体评价，通过对医院运营和临床诊疗数据的实时抽取、自动转换、集中存储、统一展示，实现对临床业务的规划、协调和控制，实时监测和管理医疗机构的日常运营，为领导决策提供及时、真实、可信的数据，保证医疗质量和医疗安全。

（3）在疾病预测模型方面。大量的数据可以分析出疾病、症状及实验室数据的相关性，从而帮助临床科研人员建立针对某一些典型疾病的预测模型，但是建立在大数据基础上的疾病预测模型能够聆听数据发出的声音，不会受到偏见和成见的影响，从而帮助患者在更早的时期采取有效的治疗方案。

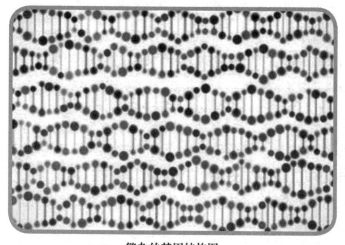
繁杂的基因结构图

（4）在临床试验分析方面。分析临床试验数据和病人记录可以确定药品更多的适应证和发现副作用。在对临床试验数据和病人记录进行分析后，可以对药物进行重新定位，或者实行针对其他适应证的营销。实时或者近乎实时地收集不良反应报告可以促进药物警戒（药物警戒是上市药品的安全保障体系，对药物不良反应进行监测、评价和预防）。或者在一些情况下，临床试验暗示出了一些情况但没有足够的统计数据去证明，现在基于临床试验大数据的分析就可以给出证据。

（5）在个性化治疗方面。另一种在研发领域有前途的大数据创新，是通过对大型数据集（例如基因组数据）的分析发展个性化治疗。这一应用将考察遗传变异、对特定疾病的易感性和对特殊药物的反应关系，然后在药物研发和用药过程中考虑个人的遗传变异因素。

个性化医疗可以改善医疗保健效果，比如在患者发生疾病症状前，就提供早期的检测和诊断。很多情况下，病人用同样的诊疗方案但是疗效却不一样，部分原因是遗传变异。针对不同的患者采取不同的诊疗方案，或者根据患者的实际情况调整药物剂量，可以减少副作用。

在病人档案方面应用高级分析可以确定哪些人是某类疾病的易感人群。举例说，应用高级分析可以帮助识别哪些病人有患糖尿病的高风险，使他们尽早接受预防性保健方案。这些方法也可以帮患者从已经存在的疾病管理方案中找到最好的治疗方案。

（6）在公众健康方面。大数据的使用可以改善公众健康监控。公共卫生部门可以通过覆盖全国的患者电子病历数据库，快速检测传染病，进行全面的疫情

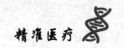

监测，并通过集成疾病监测和响应程序，快速进行响应。这将带来很多好处，包括医疗索赔支出减少、传染病感染率降低，卫生部门可以更快地检测出新的传染病和疫情。通过提供准确和及时的公众健康咨询，将会大幅提高公众健康风险意识，同时也将降低传染病感染风险。所有的这些都将帮助人们创造更好的生活。

（二）基因数据合作

精准医疗依靠基因检测的基因数据，先前的基因数据大多停留在实验室里，如何让基因数据更具有实用性和接地气，各大基因研究公司与医院的临床合作更加得紧锣密鼓。

Roche 旗下基因泰克公司与 23andMe 宣布开展合作。基因泰克表示对 23andMe 用"基因组多样性数据库"非常感兴趣，合作将能促进公司帕金森病项目的开发。23andMe 将完成帕金森病社区的 3000 名患者全基因组测序的深层研究工作。在获患者同意后，23andMe 擦去患者身份识别信息，与其他研究者共享这些数据。

23andMe 公司宣布与辉瑞公司签订一项合作协议，允许辉瑞访问 23andMe 的研究平台，包括 23andMe 的服务和 80 多万人口的基因数据分析，其中在这庞大的数据库中，有 80% 以上的测试者都同意参与研究。此外，双方还将加强全基因组关联研究、人群调查和临床试验招募等方面的合作。

加利福尼亚大学戴维斯分校（UC Davis）与 Foundation Medicine 公司宣布达成合作。UC Davis 将用从 Foundation 获得的分子信息来推动有针对性的方案、研究主动权和临床试验，同时将获得的预后数据并入 Foundation 的分子信息知识库。

信息科技服务公司 IMS Health 宣布与 Foundation Medicine 公司合作，以期能够更准确地解读肿瘤的预后。两个公司的合作将为用户提供健康状况的报告和治疗预后效果的评估。合作中，Foundation Medicine 提供了一个包含超过 43 000 个临床病例信息的数据库 Foundation Core，该数据库已通过了 Foundation One 的测试。

世界最大的族谱网站 Ancestry 旗下 AncestryDNA 公司宣布与谷歌注资的抗

衰老研究公司 Calico 合作，凭借其巨大的遗传信息数据库，AncestryDNA 此次与 Calico 的合作将寻找影响人类寿命的基因，并希望开发出延长寿命的药物。

Foundation Medicine 推出精密医疗交换财团项目（PMEC），与克利夫兰诊所的 Taussig 癌症研究所等多家机构一起合作，交换分子信息和临床结果数据，并将其整合成基因组图用于癌症的治疗。

六、精准医疗催生新型产业

精准医疗是未来精准医学的目的，精准医学涉及的范围更广，各大原来看似没有联系的企业也加强了这方面的联系，因此催生了许多新的行业，特别是与保险合作趋于明显。

广州拓普基因科技有限公司与前海人寿保险有限公司正式达成深度战略合作伙伴关系，签约仪式在深圳前海人寿金融服务中心举行。此次跨行业合作，开了国内基因行业与保险行业跨界合作的先河，首次在保险增值服务中涵盖了基因检测等健康预防方案。

国内首家互联网保险公司众安保险又宣布了新动作——与全球最大的基因测序中心华大基因合作，打造国内首款互联网基因检测保险计划"知因保"。此次合作旨在利用最新的互联网保险与基因检测技术，为用户提供全新健康管理方案。

光大银行北京分行、光大永明人寿与博奥颐和健康科学技术（北京）有限公司合作推出"光因保"健康管家服务产品。此次三方合作，实现了个体健康管理产品与个人理财产品的有机结合，突破了目前中国个体化健康管理现状。

中国人民健康保险股份有限公司北京分公司与博奥颐和健康科学技术（北京）有限公司签署战略协议，双方将以实现"精准医疗治未病"的医疗理念推广为目标，共同打造中国式大健康管理服务。

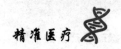

七、精准医疗推动跨界合作

精准医疗是未来医疗工程，更确切地说是带动各行各业跨界合作的新兴朝阳行业。

（一）基因科学服务合作

上海伯豪生物技术有限公司与美国 AKESOgen 公司就跨国基因组学服务达成企业战略合作联盟。通过合作，将发挥双方优势，从而加强两公司在美国及亚洲两地的基因组学及药物基因组学项目的合作。

药明康德投资 1500 万美元，其旗下基因医学子公司 WuXi Next CODE Genomics 将与 DNA 数据管理分析在线工具提供商 DNAnexus 结成战略联盟，双方将联合推出全球首个一体化精准医学平台，以加速推进基因组学在全球范围的广泛应用，造福广大病患。

（二）基因数据机构合作

IBM 宣布与来自美国和加拿大的 14 家肿瘤中心合作，并部署沃森计算机系统，根据患者的肿瘤基因选择适当的治疗方案。通过沃森计算系统，一个专家团队通常需要几个小时或几天来处理的数据，几分钟即可处理完毕。

Google Genomics 宣布与 Broad 研究所合作，将该所的知名 DNA 分析软件 GATK 软件打造成一套可在 Google 云平台上使用的服务。通过自身擅长的运算能力以及生物信息学分析，Google 希望能开发出一套先进的生物医药研究工具。

北京贝瑞和康生物技术有限公司宣布与阿里云达成合作，共同打造以海量的中国人群基因组数据为核心的数据云，实现对个人基因组数据的精准解读。此次，双方共同合作的"神州基因组数据云项目"将首先聚焦于基因组大数据在云平台上的批量计算、分析、存储，进而在基因大数据领域共同进行前沿探索。

北京诺禾致源生物信息科技有限公司医学事业部宣布与基因信息解读公司 N-of-One 建立长期合作关系，N-of-One 为诺禾致源旗下诺易康专业版肿瘤基因检测产品提供数据解读服务。

AMD 公司携手戴尔公司为波兰华沙大学新技术中心新一代测序中心（NGSC）提供超过 1.5petaFLOPS 计算性能，以支持新一代测序相关的生物信息学研究。高效节能集群可以高速高效地计算基因组数据，适用于一系列基因组和生物信息学研究。

领星生物科技（上海）有限公司与基因信息解读公司 N-of-One 宣布签署合作同意书，由 N-of-One 为领星生物科技肿瘤精准医疗方案提供临床解读。通过此次合作，将把世界领先的肿瘤数据临床解读带到中国市场，为广大中国肿瘤医生和患者服务。

（三）基因研究与实现合作

阿斯利康公司同曼彻斯特大学达成合作协议，计划在未来 5 年里投资 1150 万英镑支持曼彻斯特大学的一系列计划，用来实时捕捉且整合临床试验安全性、有效性、生物标志物以及药物的分布数据等，同时还会将这些信息以简单、容易解释的突变呈现出来。

中国农业科学院、阿里云计算有限公司、华智水稻生物技术有限公司、北京聚道科技有限公司共同推动"云之稻项目"，对外分享 3000 份绿色稻基因组原始测序数据。该研究将有助于发掘水稻优良基因，突破水稻复杂性状分子改良的技术瓶颈，加快高产、优质、广适性新品种培育的进程。

华为与华大基因在 2015 华为云计算大会上，签署了《基因大数据存储系统联合开发协议》。双方将针对基因处理工作流特征，联合设计和开发专为基因研究优化的大数据存储系统，消除基因研究工作流中的重复数据，使整体效率提升30% 以上。

英特尔公司、华大基因、阿里云计算有限公司在第十届国际基因组学大会上正式签署战略合作备忘录，宣布启动精准医疗开放云平台的共建工作。该平台跨越行业边界，凝聚 IT 企业、基因和生命科学机构及公有云服务提供商合力铸就精准医疗云平台。

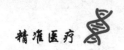

思路迪精准医疗集团宣布与国家超级计算广州中心达成合作，使用世界排名第一的超级计算机天河二号平台，打造中国女性乳腺癌基因图谱，快速精准解读个人基因组数据。

药明康德全资子公司明码生物科技与基因信息解读公司 N-of-One 签署全球合作协议，双方将开展深度合作，利用明码旗下 WuXi Next CODE 平台对癌症、对照样本的基因组数据进行配对解读分析，帮助寻找并确认引发癌症的驱动突变，为患者提供更加个性化的治疗方案。

"百度－协和医学院食管癌研究项目"在北京协和医学院举办签约仪式。据悉，此次合作中，百度 CEO 李彦宏将个人捐赠 3000 万元，支持百度与北京协和医学院针对食管癌基因组研究的合作。

八、精准医疗推进共建新项目服务

精准医疗在推进同行业的技术合作、资金合作、人力合作方面更加明确。

（一）技术合作

美国 LifeTechnologies 公司与诺禾医学检验所在共建临床实验室方面达成深化合作的意向。双方将合作在中国建立首家符合 CLIA 标准的 NGS 肿瘤临床检测实验室。经 CLIA 认证的临检实验室不仅能保证检测结果的准确性、可靠性，还将实现国内外实验室统一标准，结果互认。

华大基因与香港上市公司美加医学正式就牙髓干细胞储存及应用项目达成战略合作关系。华大基因与美加医学此次合作，将深入挖掘牙髓干细胞及牙齿再生技术的应用和医疗市场，为深受牙齿疾病困扰或为其感到担忧的人们带来新的希望。

（二）社会合作

壹心理与 WeGene 基因公司正式达成战略合作，双方将就人类基因和心理健康的关系展开大样本的追踪研究。研究的结果将有利于个体心理疾病的早期检测，并且为心理疾病的药物研究和干预措施提供依据。此外，研究结果也对目前已有的心理障碍和疾病检查工具提供遗传学依据，提升相关工具的对心理疾病诊断的精准性。

（三）人力合作

北京百迈客生物科技有限公司与珀金埃尔默企业管理（上海）有限公司建立联合实验室。通过双方真诚密切的实质性合作，联合实验室的建设一定会达到互惠双赢、共同发展的目的，为企业合作塑造新典范，共建新经验。

国科健康生物科技有限公司与鹍远基因签订协议，共同推出基于二代测序技术的肿瘤早期筛查和风险评估服务。双方共同打造现代生物医学新型模式，实现肿瘤治疗医学向预防医学的本质性转变。

九、精准医疗推进癌症的新研究

癌症不是一朝一夕形成的，一个癌细胞经过 15 年成倍增殖 20 次之后，可以形成一万个不正常的细胞团，这时瘤体只有针尖大小。当癌细胞成倍增殖 30 次之后，瘤体形状可如豌豆大小。正常细胞通常历经十年以上的诱导、刺激才可能转化成癌细胞。例如结肠癌，有 10 ～ 20 年的病情发展期。

（一）癌症的辅助治疗

肿瘤医院的病人中有 60% ～ 80% 刚到医院时就已经进入中晚期，精准医疗对癌症早期的筛查可以帮助患者有针对性地改善生活习惯或者采取个体化的辅助

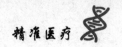

治疗，有益于身体健康；同时将癌症扼杀在摇篮里，从而降低日后巨大的医药开支和生活困扰。例如，随着美国进行前列腺癌的筛查，被检出的患者增多了，但整体死亡率却显著下降。对于易感人群和健康人群，预防比治疗更重要：癌症有1/3可预防，1/3可治愈，1/3可缓解。前瞻性的预防疾病可以远离疾病诱发因素，提高患者生存率，降低医疗费用。

（二）癌症的个性治疗

精准医疗是在充分考虑个体间差异的前提下针对个人或特定人群疾病开展的诊断、治疗、预防及护理等的新模式，通俗而言，就是在适合的时间为适合的患者提供适合的治疗。精准医疗是立足于基因组大数据之上的一种医学模式，首要目标是实现疾病的重新分类。传统的疾病分类主要基于临床症状和体征检查等；而精准医疗的疾病分类则在参考临床症状和体征基础上还要全面考量疾病发生的分子标志物、基因多态性、居住环境、生活方式等相关信息，最终形成一个基于分子生物学的疾病分类新模式。癌症精准医学计划希望借助基因组测序和信息分析，从癌症基因组中筛选和鉴定出"驱动突变"和其他相关基因的突变，来解释癌细胞对药物的抗性、阐明癌症的基因组异质性、解析癌症复发和转移的机制、建立治疗癌症用药的新指南等，最终通过分子分型、标志物测定形成对癌症的精确诊断和治疗。

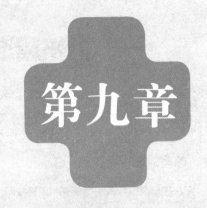

第九章

精准医疗的未来：医疗更精准

精准医疗不是一个花园，跨过门槛就春色满园。精准医疗是一个时代，有一个逐步发展和积累的过程，不仅需要科学家努力奋斗，还需要全民参与。为了将来能够享受精准医疗，还需要改变观念、积极准备。

一、未来精准医疗依托两个方面

精准医疗是以个体化医疗为基础、基因科学为入口、基因检测为手段的高效医疗新模式。

（一）依据基因组

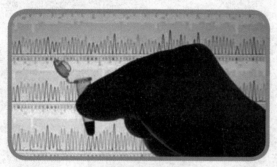

基因大数据

精准医疗的本质是通过基因组、蛋白质组等组学技术和医学前沿技术，对于大样本人群与特定疾病类型进行生物标记物的分析与鉴定、验证与应用，从而精确寻找到疾病的原因和治疗的靶点，并对一种疾病的不同状态和过程进行精确分类，最终实现对于疾病和特定患者进行个性化精准治疗的目的，提高疾病诊治与预防的效益。未来的精准医疗要更加依赖于组学的发展，因为从基因组研究开始导致了所有组学的发展，使得我们能从更精确的层次上，对生命活动有所了解。没有基因组学和其他组学的发展，精准医学就精准不起来，就精准不到分子水平，我们之所以能精确地知道疾病、健康、生命活动的分子基础，包括基因组、转录组、蛋白质组、代谢组学等一系列组学，都源于基因组学。未来的基因组学将对生命认识更加深入，它是精准医疗的基础，基因组学的一切研究都要依靠基因检测来完成。

（二）依据基因数据

基因组学需要有对相应大数据的把握、获取、分析、解释等各个工作。大数据时代下，整合和分析服药记录和电子病历这些数据可以对临床决策、疾病预测和个性化治疗起到辅助作用。

对病人病例数据进行高级分析，可以确定哪些人是某些疾病的易感人群。简单地说，经过高级分析可以帮助识别哪些病人有患有心脏病等疾病的高风险，可以为他们尽早提供预防保健方案。

大数据针对不同的患者采取不同的治疗方案，或者根据患者的实际情况调整药物剂量，可以很大程度地减少病人身体由于过度治疗或是治疗不足所带来的副作用，还可以减少医疗费用。有些疾病不单要考虑自身因素，还需要考虑到家族的遗传和基因因素，我们现在结合家庭圈，还可以查看家人的服药记录和电子病历，对这些数据进行整理和分析，可以为一些遗传病的确诊和治疗提供数据保障。

治未病是一种健康的生活理念，在亚健康状态下进行调理，而不是生病之后才去医院。这种理念如果有大数据平台支持，就能找到一对一，甚至多对多的对应，这样就可以在早期对一些未病、慢性病进行防治，不用去医院，老百姓也能实现长寿。互联网是一个大舞台，能将高端的医疗资源、理念和技术传到各个层面的受众手里，甚至传到每一个家庭。

因此，基因组学和大数据是当前决定精准医疗发展的一个基础。而二者结合起来刚好是生物信息学家所最关心的、所正在从事的研究。它们在未来的这场大的变革中起到至关重要的作用。

二、 GWAS 全基因组关联研究进展

全基因组关联研究（Genome-Wide Association Study，GWAS）是用来检测全基因组范围的遗传变异与可观测的性状之间的遗传关联的一种策略。GWAS 主要基于共变法的思想，该方法是人类进行科学思维和实践的最重要工具之一；统计学研究也表明，GWAS 很长时期内都将处于蓬勃发展期。随着新技术的发展变得日益海量、廉价、快捷、准确和全面，以及基因型数据和表型数据的获得，未来的 GWAS 的解决方案将有助一起探索生物奥秘。

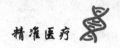

（一）基于芯片的 GWAS

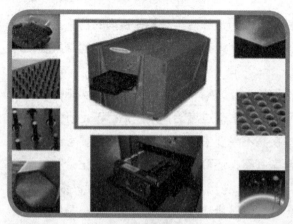

激光共聚焦微珠芯片

Affymetrix 公司发布的人全基因组 SNP6.0 芯片，包含 90 多万个用于单核苷酸多态性（SNP）检测探针和更多数量的用于拷贝数变化（CNV）检测的非多态性探针。因此这种芯片可检测超过 180 万个位点基因组序列变异，既可用于全基因组 SNP 分析，又可用于 CNV 分析，真正实现了一种芯片两种用途，方便研究者挖掘基因组序列变异信息。

Illumina 激光共聚焦微珠芯片平台为全世界的科研用户提供了最为先进的 SNP（单核苷酸多态性）研究平台。一类是基于 infinium 技术的全基因组 SNP 检测芯片（Infinium ™ Whole Genome Genotyping），适用于全基因组 SNP 分型研究及基因拷贝数变化研究，一张芯片检测几十万标签 SNP 位点，提供大规模疾病基因扫描 (Hap660，1 M)。另一类是基于 Golden Gate 特定 SNP 位点检测芯片，根据研究需要挑选 SNP 位点制作成芯片 (48 ～ 1536 位点)，是复杂疾病基因定位的最佳工具。罗氏 NimbleGen 根据人类基因组序列信息设计的 2.1 M 超高密度 CGH 芯片，可以在 1.1 kb 分辨率下完成全基因组检测，可有效检测人基因组中低至约 5 kb 大小的拷贝数变异。

（二）基于高通量测序的 GWAS

传统的基于芯片的 GWAS 取得了不少成功，但仍存在诸多局限，如发现的疾病相关变异多为非直接致病因素，对表型效应或遗传力的贡献微弱，对 SNP 以外的其他变异检测效力低等。随着高通量测序技术的出现和不断发展，一种广义的 GWAS 概念开始出现，即在全基因组范围内，利用关联分析的原理和方法进行各种组学研究，不仅包括 SNP，还包括插入缺失、结构变异（包括 CNV）、基因表达、表观遗传修饰等。

三、基因芯片在未来基因检测中的发展

基因芯片在一微小的基片（硅片、玻片、塑料片等）表面集成了大量的分子识别探针，能够在同一时间内平行分析大量的基因，进行大信息量的筛选与检测分析。基因芯片主要技术流程包括：芯片的设计与制备；靶基因的标记；芯片杂交与杂交信号检测。

（一）基因数据的应用

基因表达图谱的绘制是目前基因芯片应用最广泛的领域，也是人类基因组工程的重要组成部分，它提供了从整体上分析细胞表达状况的信息，而且为了解与某些特殊生命现象相关的基因表达提供了有力的工具，对于基因调控以及基因相互作用机理的探讨有重要作用。人类基因组编码大约 100 000 个不同的基因，因此，具有监测大量 mRNA 的实验工具很重要。基因芯片技术可清楚且直接快速地检测出以 1 ∶ 300 000 水平出现的 mRNA，且易于同时监测成千上万的基因。

（1）定量监测大量基因表达水平在阐述基因功能、探索疾病原因及机理、发现可能的诊断及治疗的靶基因等方面具有重要的价值。

Derisi 等选用来自恶性肿瘤细胞系 UACC903 中的 1161 个 cDNA 克隆制成芯片，通过比较正常细胞和肿瘤细胞的表达差异，发现在恶性肿瘤细胞中 P21 基因处于失活或关闭状态，但在逆转的细胞系中呈高表达。Golub 等应用 cDNA 芯片检测基因表达的差异进行癌症的分类，成功地区分出急性髓细胞性白血病（AML）和急性淋巴细胞性白血病（ALL），预期这种方法还能诊断出新的白血病种类。

（2）基因芯片的另一重要应用是基因多态位点及基因突变的检测，现有大量实例说明，基因组多样性的研究对阐明不同人群和个体在疾病的易感性和抵抗性方面表现出的差异具有重要意义，一旦对基因组的编码序列进行系统筛查，就有可能找出与疾病易感性有关的大量基因变异。基因芯片技术可大规模地检测和分析 DNA 的变异及多态性。Wang 等应用高密度基因芯片对 2.3 Mb 人类基因的 SNP 进行筛查，确定了 3241 个 SNPs 位点，显示出大规模鉴定人类基因型的可能。Lipshutz 等人采用含 18 495 个寡核苷酸探针的微阵列，对 HIV－1 基因组反转录酶基因（rt）及蛋白酶基因（pro）的高度多态性进行了筛选，这些变异将导致病毒对多种抗病毒药物包括 AZT、ddI、ddC 等表现出抗性，因此 rt 与 pro 的变异与多态性的检测具有重要的临床意义。

（3）随着大量疾病相关基因的发现，变异与多态性分析将在疾病的诊断与治疗方面体现出越来越重要的价值。Affymetrix 公司已将 P53 基因的全长序列和已知突变的序列制成探针集成在芯片上，可对与 P53 基因突变相关的癌症进行早期诊断。Hacia 等采用含 96 600 个 20 聚寡核苷酸高密度阵列对遗传性乳腺和卵巢癌 BRCA1 基因 3.45 kb 的第 11 个外显子进行杂合变异筛选，结果准确诊断出 15 个已知变异的患者样品中的 14 个，而在 20 个对照样品中未发现 1 例假阳性，表明 DNA 芯片技术在某些疾病相关基因可能的杂合变异的检测方面所具有的灵敏度与特异性是令人满意的。

（二）基因芯片的发展

芯片技术中杂交测序技术（Sequencing by Hybridization，SBH）是一种高效快速测序方法，也是基因芯片的另一重要应用，其原理与芯片检测多态位点相类

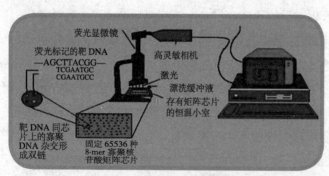

芯片技术中杂交测序技术原理示意

似，即通过与一组已知序列的核酸探针杂交进行序列测定，用荧光标记的待测序列与基因芯片上对应位置的核酸探针产生互补配对时，通过确定荧光强度最强的探针位置，获得一组序列互补的探针序列，据此可重组出靶核酸的序列。用含 65 536 个 8 聚寡核苷酸的微阵列，采用 SBH 技术，可测定 200 bp 长 DNA 序列采用 67 108 864 个 13 聚寡核苷酸的微阵列，可对数千个碱基长的 DNA 测序。

随着人类基因组计划（Human Genome Project）即全部核苷酸测序的即将完成，人类基因组研究的重心逐渐进入后基因组时代（Post Genome Era），向基因的功能及基因的多样性倾斜。通过对个体在不同生长发育阶段或不同生理状态下大量基因表达的平行分析，研究相应基因在生物体内的功能，阐明不同层次多基因协同作用的机理，进而在人类重大疾病如癌症、心血管疾病的发病机理、诊断治疗、药物开发等方面的研究发挥巨大的作用，它将大大推动人类结构基因组及功能基因组的各项基因组研究计划。

四、纳米金探针在基因检测中的应用

纳米金颗粒具有优良的光学、电学性质和生物亲和性等特殊性质，将纳米金与生物活性分子结合制成的探针，在生物大分子的分析检测中已逐渐受到关注。纳米金探针应用于基因检测，该探针以其较高的灵敏度和选择特异性，尤以在基因序列的识别和点突变检测方面显示了良好的应用前景。

（一）纳米金探针检测的基本原理

纳米粒子指尺寸 <100 nm，具有由于尺寸效应而表现出独特的物理、化学及生物性质的一类粒子。当普通物质的尺寸降低到纳米数量级时，会导致物质的光、电、磁、热及化学活性等性质与本体物质有明显的不同。

纳米探针基因检测主要包括基因序列识别和点突变分析两大内容。基因序列识别在基因诊断中具有重要意义。点突变检测在诊断遗传性疾病、确定癌基因激活、抑癌基因失活以及与药物抗性相关的突变中发挥着重要作用。不但可以简化实验步骤，还可大大降低检测成本。

基于纳米金特殊的光学性质，将表面等离子共振(Surface Plasmon Resonance，SPR)结合纳米金检测 DNA，使检测灵敏度达到了 10 ~ 18 mol/L。

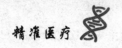
利用纳米金对表面激元共振的增强作用，可以使金标后的 DNA 检测灵敏度提高
1000 倍。

（二）纳米检测模式

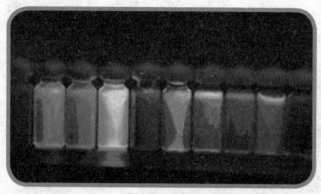

荧光纳米探针

液相检测模式可分为两种。一是基于 DNA/ 纳米金三维网络结构的比色检测模式及其应用的特异性靶基因检测模式，它以表面修饰了多条相同序列的寡核苷酸链的纳米金粒子为探针。在该检测模式中，纳米探针比传统探针具有更好的选择特异性，其检测灵敏度能够达到 fmol 级。二是基于纳米金颗粒和 DNA 之间静电相互作用的比色法检测模式及其应用一种无需对纳米金颗粒表面进行修饰的基因检测模式，其检测灵敏度能达到 10 fmol/L，远远超过了传统荧光的检测灵敏度。同时该生物传感器大大缩短了实验时间，使需要 3 天才能完成的实验缩短到 2 小时内完成。

目前，纳米金探针在免疫分析、临床病原体检测、单细胞分析、基因芯片分析技术和药物运输中也得到迅速发展。随着研究的深入，在芯片上实现样品检测的自动化和智能化，是纳米探针技术结合生物分析技术发展的最终目标。

五、电化学发光在基因检测中的应用

电化学发光免疫测定（Electro Chemi Luminescence Immunoassay，ECLI）是继放射免疫、酶免疫、荧光免疫、化学发光免疫测定以后的新一代标记免疫测定技术。电化学发光法源于电化学法和化学发光法，而 ECLI 是电化学发光 ECL 和免疫测定相结合的产物，是一种在电极表面由电化学引发的特异性化学发光反应，包括了电化学和化学发光两个过程。ECL 不仅可以应用于所有的免疫测定，而且还可用于 DNA / RNA 探针检测。

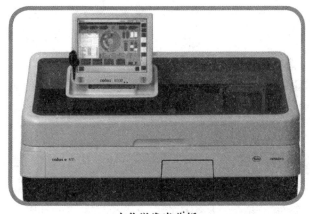

电化学发光分析

ECLI 是一种在电极表面由电化学引发的特异性发光反应。分析中应用的标记物为电化学发光的底物三联吡啶钌或其衍生 N – 羟基琥珀酰胺（NHS）酯，可通过化学反应与抗体或不同化学结构抗原分子结合，制成标记的抗体或抗原。ECLI 的测定模式与 ELISA 相似。发光底物二价的三联吡啶钌及反应参与物三丙胺在电极表面失去电子而被氧化。氧化的三丙胺失去一个 H+ 而成为强还原剂，将氧化型的三价钌还原为激发态的二价钌，随即释放光子而恢复为基态的发光底物。这一过程在电极表面周而复始地进行，不断地发出光子而保持底物浓度的恒定。

　　电化学发光在基因检测中可用于特异基因的检测，也可以用于基因位点的变化，还可以用于转基因研究。它也是未来基因研究的必要手段，也将是助推精准医疗的重要方式之一。

六、肿瘤治疗将成为精准医疗未来最大的市场

　　目前在临床领域，精准医疗已涉及无创产前、辅助生殖、单基因病、新生儿

筛查、肿瘤个体化治疗、遗传性肿瘤筛查、心血管病筛查、血液病筛查等，其中肿瘤治疗被业内视为未来最大的市场。

未来的趋势，肿瘤的治疗一定是从精确的计算开始，然后有一个精准的诊断，最后给我们带来一个精准的治疗效果。

肿瘤的预防将以基因检测的分析结果去干预人的生活习惯和健康饮食，通过习惯与生活的改变达到预防肿瘤的目的，这一认识正逐步走向平常人，未来的市场不可限量。

以肿瘤诊断为基础的基因测序将从上游的研发公司到下游的设备制造和最基层医院全面结合，这一市场的资金投入、研发队伍越来越壮大，肿瘤的精准诊断推动的市场经济、资本市场不可限量。

正如没有一双鞋子可以满足所有人的脚，一种药品也无法对所有人适用。经验性用药、千篇一律的用药模式将在未来逐步被打破，取而代之的是个性化用药。目前肿瘤基因组已发现 2000 个已知和潜在的基因靶点，上百个肿瘤驱动基因已被确证，但真正完成靶点药物开发的并不多。从药物研发方面，思路迪医药科技集团 2010 年在上海注册成立，公司专注于肿瘤精准预防、肿瘤精准治疗和新药研发三大领域。思路迪本轮融资引入天士力，作为至今为止唯一一家来自于制药领域的战略投资机构，双方达成战略合作关系，共同完成精准药物研发和药物营销。这预示着未来的肿瘤医药开发与联合，规模将会越来越大。

从国家的宏观政策上更能体现出来，2015 年 7 月份，国家卫计委发布《药物代谢酶和药物作用靶点基因检测技术指南（试行）》和《肿瘤个体化治疗检测技术指南（试行）》，被市场解读为政府为实质性开展基因检测及精准医疗开闸的信号。在《肿瘤个体化治疗检测技术指南（试行）》中，主管部门再度肯定通过检测肿瘤患者生物样本中生物标志物的基因突变、基因 SNP 分型、基因及其蛋白表达状态来预测药物疗效和评价预后，指导临床个体化治疗的做法，并推荐肿瘤患者治疗前进行基因检测，以指导医生用药方案。

七、精准医疗的未来医疗模式

从精准医疗涉及的学科门类来说，它涵盖了传统的流行病学、预防医学、临床诊断学和治疗学、康复医学以及卫生经济学等学科，所以它是在传统医学基础上的创新和发展。但精准医疗的理念也有其独特的内涵，它是在 21 世纪新科技发展成果的基础上应运而生的，其支柱性技术领域包括医学信息学、分子医学、卫生经济学（Health Economics）和医学社会学（Medical Sociology）。未来的精准医疗模式的体系涉及疾病发生前的预防和高风险人群的疾病筛查，也就是院前管理、院内患者的诊断和治疗，以及院后的康复。

（一）精准院前预处理

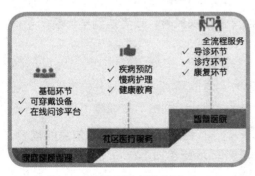

未来医疗模式图

精准院前预处理系统旨在根据地域、时节、环境、人群特征等细分人群，在流行病学研究的信息整合基础上建立医疗信息库，绘制出特定人群的疾病谱系，制定出亚人群的疾病预防策略。进而再根据每一个人的特殊家族病史、特殊习性或嗜好以及分子遗传特征，量体裁衣地绘制出个体化疾病预防路线图。

（二）精准院后康复与精准诊断和治疗

精准院后康复与精准诊断和治疗具有同样的特征,其在方法学上也是一致的。

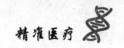

但患者预后跟踪随访管理系统的建立具有重要的意义。患者出院后的跟踪随访管理是当前医疗模式下的一大缺失。大多数的患者出院后基本依靠自我管理，因其缺乏专业性指导和个人的社会家庭环境因素导致出现很多患者疾病的反复发作，甚至逐渐加重，致使社会医疗成本大大提高，患者生命财产损失加重。

　　建立健全精准院后康复管理系统，对院后患者的疾病康复和控制以及重回社会生产生活均具有重要的意义。精准院后康复管理系统的建立同样需要应用医学信息学的方法建立患者院后康复管理信息库，精确掌控每一个患者的康复状况，同院前管理系统相结合构建疾病康复指导、复发预防和定期筛查相结合的个体化精准管理体系。

（三）电子预警与统一

　　在精准医疗的理念下，医生可以科学地管理疾病。未来医院的医生们坐在办公室里，患者通过电子预约系统有序地前来看病。医生从电脑数据库中方便地查询患者医疗数据，包括基因检测、影像报告、生化指标、既往病史和诊疗方案、健康体检信息等。利用云计算，医生得知患者的疾病分子诊断类型，以及靶向用药指导信息，从而实施精准治疗。也许今天的胃癌和肺癌患者，在未来医学模式下，用的是同一种精准靶向分子标志物的药物。

　　此外，医生还可以有效地管理患者，通过疾病易感基因检测完成患病风险分级，建议高风险人群进行精准筛查，从而降低患病风险，或者达到早诊断、早治疗的目的。

（四）精准医疗团队化

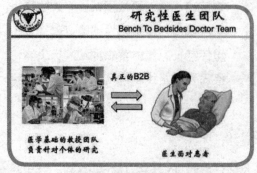

精准医疗主体关系图示

　　由于精准分析患者信息的需要，一个医生已经无法具备如此跨学科的知识结构体系，必须要有一个跨学科的教授团队站在他的背后，不仅提供会诊讨论，更加需要对患者的样本进行实验研究，如基因测序、蛋白质组学分析、代谢组学分析等等，根据结果汇总提出最合理的治疗方案。

目前全球已经成立了三家专门为患者寻找个体化肿瘤新生抗原的新技术公司，其中最后一家是由我们团队支持的。

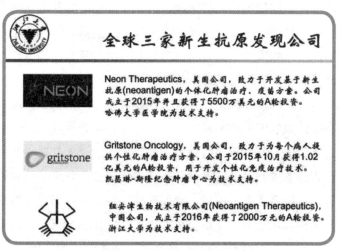

全球三家新生抗原发现公司

NEON: Neon Therapeutics，美国公司，致力于开发基于新生抗原(neoantigen)的个体化肿瘤治疗、疫苗方案。公司成立于2015年并且获得了5500万美元的A轮投资。哈佛大学医学院为技术支持。

gritstone: Gritstone Oncology，美国公司，致力于为每个病人提供个性化肿瘤治疗方案，公司于2015年10月获得1.02亿美元的A轮投资，用于开发个性化免疫治疗技术。凯瑟琳-斯隆纪念肿瘤中心为技术支持。

纽安津生物技术有限公司(Neoantigen Therapeutics)，中国公司，成立于2016年获得了2000万元的A轮投资。浙江大学为技术支持。

三家寻找个体化肿瘤新生抗原的新技术公司

八、精准医疗的发展边界

精准医疗的确能够通过对病人的基因进行分析，提供更有针对性的整体解决方案，从而提高治疗的效果。尽管精准医疗能够提高疗效从而在整体上有效控费，但从个性化出发的精准医疗对整体医疗服务体系是有着较高要求的，并不是基因检测简简单单的一个方面，它是一个系统工程，需要各个阶段的衔接，从这一层面来说精准医疗又是一种昂贵的医疗服务。

诚然基因检测的价格下降大大推动了其商业化，在普通人能承受的价格下基因检测将有助于治疗方案的准确性。但是围绕着检测结果而配套的服务才是整个精准医疗能否成功实施的关键。第一，解读生物标志物的医生非常匮乏，由于大部分医生没有受过专门的训练，无法对检测结果给出准确的解释，这就对医生的教育和培训提出了挑战，而目前的医疗体系还没有向这方面的指向和扭转。第二，

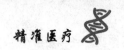

即使有了成功的解读之后，如何根据每个病人不同的情况来制订一个合理的治疗方案又是一个精细的过程。这体现在医生不仅需要对病人过往病史、家族史有着较为深入的了解，还需要协同各个部门来为病人提供不同层面的治疗方案。第三，在治疗方案提出后，长期的追踪和调整也是必不可少的，同时根据病人出现的病情变化，医生、药师和护士等都需要紧密配合来提供服务。

尽管基因检测技术的商用给大众带来了普惠，但真正采用精准医疗的方式来进行治疗所需耗费的时间和精力远远大于普通门诊，这也给支付体系带来了压力。首先，目前也只有少数的生物标志物已经被明确和某种药品的效果相关，大部分情况下，标志物和疗效的因果关系并不明确，个体差异也很大，因此保险公司很难衡量其直接经济价值，并做出是否报销的决定。其次，即使退一步来说，标志物和某些药品呈现相关性已经非常明确，医生需要单独为每个病人进行定制，这种服务相对来说就要比普通服务昂贵，从而需要保险公司付出更多的费用。

因此，一方面精准医疗有助于更有针对性的治疗也即提高疗效，另一方面，保险公司不仅需要支付基因检测的费用，还需要对医生付出的加倍劳动赔付更多。目前美国的很多保险公司都还在观望中，并没有将检测费用加入其赔付列表。

综上，精准医疗目前可能会更多地应用于重症和疑难杂症，作为辅助治疗的手段之一来提高整体治疗的效果。而在预防和慢性病领域，精准医疗的路径选择非常重要。即使在目前应用较多的早期筛查领域，即便筛查出高风险，后期的干预措施和效果也不明确。精准医疗在中国发展的最大挑战并不仅仅是支付，更为关键的是整个医疗服务体系目前还很难承受这样的模式全面铺开。精准医疗的发展边界更多的是来自服务体系的承受度而非技术本身。

九、精准医疗需要全民参与

精准医疗的未来，就是医疗信息化系统围绕四大核心理念发展。一是一体化，把割裂的各个医疗系统有效地统一起来，实行一体化的有效运行。二是智能化，通过大数据支撑，让机器进行更智慧的判断和预测。三是"泛在"，就是说无论是可穿戴设备、移动互联网还是传统互联网都会让医疗行为变得无处不在。四是生态化，一家独大很难实现，需要多家把搜集到的数据整合在一起，进行联合和共享。从临床科研人员、智能设备商，到药师、投资人，越来越多的人开始意识到这一点。

以前的医院基因检测实验室是独立存在的一个信息系统，以孤岛形式存在并不利于大数据的整合及有效预测，精准医疗从打通医院数据库起航。通过医院的信息合作，建立一套基因检测系统，并把它与医院整体信息化系统相连接，不单单只为终端用户提供数据结果，更多的是整合数据参与到医院系统的流程中去。另外一个方面，是能够提供更好"早发现、早预防、早诊治"的数据库，让更多未发病患者提早预防，这样才能减轻患者的患病风险、家庭压力以及社会负担。

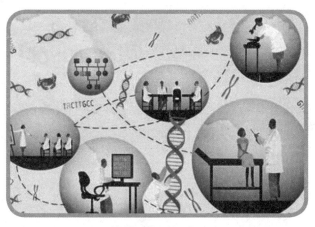

精准医疗程序图示

只是单纯的与医院内部打通连接还远远不够，面对医疗大趋势，精准医疗体系强烈呼吁要打造一个更强大的数据库作为支撑，不局限于院内数据整合，还要走向院与院之间、区域与区域之间的数据的联合和共享。

很多创业型的移动医疗公司，具有互联网属性，更多的属于技术派，对于医疗行业本身是完全不了解的，而让医生去弄懂互联网也较难实现，其不懂互联网的营销策略，也不懂金融如何去操作。这就造成"互联网人"和"医疗人"的互相不同属、互相不靠近、互相不了解，彼此鸿沟很深，难以跨越。所以没有一拨人是跨界的全才的道路是走不通的。

中国的精准医疗计划围绕中国民众自己的需求，研究是基于中国科学发展水平，是跨部门、跨地域的大协作。当前中国面临重大疾病的巨大挑战：每年310万癌症新增案例、220万癌症死亡案例；每年300万心血管疾病死亡案例、高血压患者达2.6亿；糖尿病患者超过1亿人、糖尿病潜在人群1.5亿。由于基因测序的昂贵和国民对精准医疗认识的不到位，大多人更不懂得所谓的精准医疗，更没有完备的健康大数据保存，精准医疗不是一蹴而就的，需要全民参与。